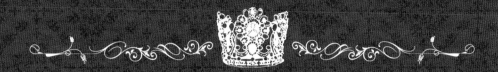

食べて美しくなる

Royal Vegan Recipe

Raw Food, Fermentation, Detox, Macrobiotic

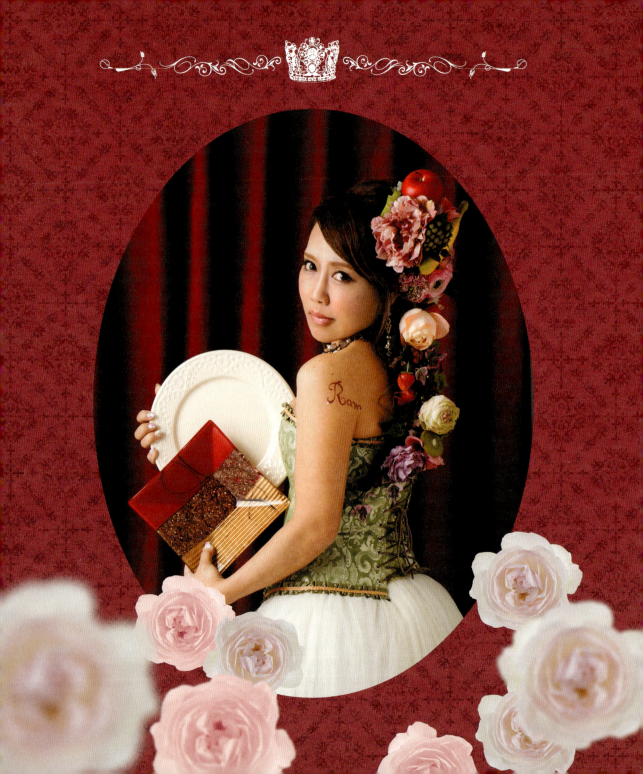

Coco Style Recipe Book

Introduction

June 2016

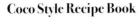

　ローフードとは、加熱しないでなるべく生に近い状態で食べることでビタミンやミネラル、話題の酵素などを豊富に取り入れる食事法です。酵素やビタミン、ミネラルを摂取することで体内酵素が活性化します。さらに、発酵した食品とローフードを組み合わせることで、代謝UPや解毒作用、消化活動が改善する等さまざまな健康維持が期待できますし、ダイエットの強い味方にもなります。

　白砂糖や小麦粉を使いませんから、美意識の高い方だけでなく健康志向の方にもぜひ始めてみてほしい新しい食事法なのです。火を使わないので、真夏に台所がサウナ状態になる……ということも避けられます。ローフードについてもっと詳しく知りたい方は、P42に紹介している本をご覧になってみてください。

　この本では難しいことは抜きに楽しく、美味しく、そして可愛さ・美しさも追及しました。一見、聞き慣れない名前の材料があったり、使う材料の数も多くてビックリしてしまうかもしれませんが、よく見ると材料を混ぜて合わせるだけの料理が多く、登場する材料も野菜・果物の他には缶や乾物など日持ちするものが多いのが特徴。ぜひこの機会に、ヘルシーな食材を揃えてRAWな食生活を始めてみてはいかがでしょうか。

Coco

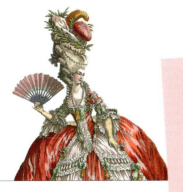

　この本を楽しく読んで頂きたくて、物語を設定しています。舞台は中世の、どこかの王国。登場人物は甘党の王様と美意識の高いお妃様、そして世話役のばあや。各メニューにはばあやからのご案内が添えてあります。毎晩のように王宮で繰り広げられるパーティもヘルシーで美味しいローフードなら食べるほどに美しく、元気に乗り切れる！　そんな思いで物語を描きました。

お料理を始める前に
Before you start cooking

計量について

1 カップ = 200㎖
小さじ 1 = 5㎖
大さじ 1 = 15㎖

材料は直接グラスに材料を入れるようなカクテル等は 1 人分、サラダなどは 3 人分等、作りやすい分量で表記しています。各レシピをご確認ください。

食材・機材について

代替品

なるべく身近な食材を使用していますが、ローフードの醍醐味を味わっていただくため、私のオリジナルレシピを掲載しています。そのため初めてお目にかかる食材も出てくるかもしれません。以下を参考に、身近な食材に置き換えて楽しんでみるのもオススメです。

- タヒニ
  白練りゴマ
- ニュートリショナルイースト
  白みそ
- アイリッシュモスペースト
  寒天と沸騰したお湯 1：1 で溶かしたもの
- バニラエクストラクト（小さじ 1）
  バニラエッセンス（2〜3 滴）

ナッツ類の浸水

生のナッツには酵素抑制物質が含まれているものがあり、浸水させることでそれらが除去されます。また、浸水することで柔らかくなり粉砕しやすく、なめらかに。浸水時間は下記を参考にしてください。

- アーモンド　　8〜12 時間
- カシューナッツ　2〜3 時間
- クルミ　　　　4 時間

きのこの生食

基本的にサラダ用きのこを使ってください。生食も可能ですが、ご自身の体調とよく相談の上、サラダ用が入手できないときは軽く加熱してご使用ください。

ブレンダー

この本を手に取った方の中でブレンダーを持っていないという方も少なくないと思います。ローフードを作る上でブレンダーやミキサーはマストとも言えますが、ミキサー・ミルミキサー・バーミックス・フードプロセッサーのいずれかでも代用は可能。まずはおうちにある機械や手でトライ。100 円ショップに手もみでジュースを作る袋が売っていることもあります。特に初めて取り組むジャンルのお料理ですから、楽しむことが大切です。

焙煎玄米粉・酵素ドリンク・酵素ペースト

焙煎玄米粉、酵素ドリンク、酵素ペーストは質の良いものを選びましょう。わたしが使っているのはビオライズのもの。高品質で味も美味しい！お気に入りです。お問い合わせは、ビオライズ株式会社 0120-775-344

Contents

3

Introduction

4

お料理を始める前に
Before you start cooking

40-42, 94-95

ちょっと一息
BreakTime

7

Chapter 1

Bererage & Cocktail

ドリンクとカクテル

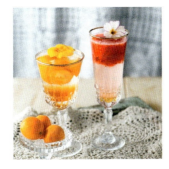

8 クムックワ・シャンパーニュ
   金柑の発酵カクテル

   ココクラッシュ
   イチゴのスパークリングカクテル

10 愛人夫人のベリーベリー
   発酵赤ワイン

   玄神サングリア

12 焙煎チョコチップラテ

14 ミルキーイチゴのスムージー

   ミルキーメロンシェイク

16 惑星スムージー

17 王様のショコラティー

18 ピーチ＆グリーンの
   マリアージュ

19

Chapter 2

Appetizer & Main Dish

前菜とメインディッシュ

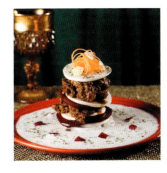

20 発酵マリネの RAW ヨーグルト

22 カブのミルフィーユ

24 森のサラダ
   eggles egg salad

26 リコッタチーズのキャベツ巻き

28 マリネンモンローのマリネ

30 クレソンの白和えサラダ

32 NO ミートボールスープ

34 大豆チキン風 miso スパイス
   ヴィーガンサラダ巻き

36 発酵王国の RAW
   グリーンカレー

38 カブのヴァレンタインステーキ

43

Chapter 3
Raw & Icy Sweets
スイーツ

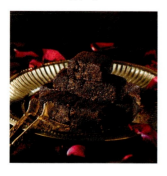

83

Chapter 4
Japanese Meal & Sweets
和食と甘味

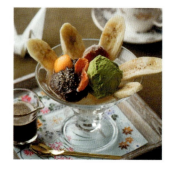

64 ママンのお気に入りクレープ
　　ベリージャムクレープ

66 王妃が愛した
　　ローズとブラウンのケーキ

68 玄神フレンチトースト風

70 ビーツ赤ワインシャーベット

72 真夜中のリキュールタルト

74 エディーおばさんのマフィン

76 モンキーチョコチップ・
　　アイスクリーム

　　ミントチョコチップ・
　　アイスクリーム

　　焙煎玄米デトックスチョコ・
　　アイスクリーム

78 ココスタイルパフェ

80 ヴァニラアイスクリーム

　　マカロンクリームサンド・
　　アイスクリーム

44 Detox ティラミス＆チュロス

46 王様のブラウニー

50 ガーデンフラワータルト

52 フラワーアイス

54 マカロンボール

56 RAW パフェフルーツヨーグルト

58 フローズンレモンクリーム
　　タルト

60 赤ワインのザッハトルテ

62 プディング・ド・ポティロン
　　かぼちゃのクリームプリン

84 ムッシュ・サカタ
　　RAW きんぴら

88 山芋ガーリックステーキ

89 焙煎玄米ソバロール寿司

92 RAW どら焼き

93 金粉くりーむあんみつ

アイコンについて

レシピの特徴をアイコンで示しています。
種類によって選ぶときの参考にしてください。

Rawfood
加熱しない
ローフード

Fermentation
発酵食品を
使用したレシピ

Detox
焙煎玄米粉を
使用したレシピ

Mcrobiotic
マクロビオティック

Chapter 1
Beverage & Cocktail

ドリンクとカクテル

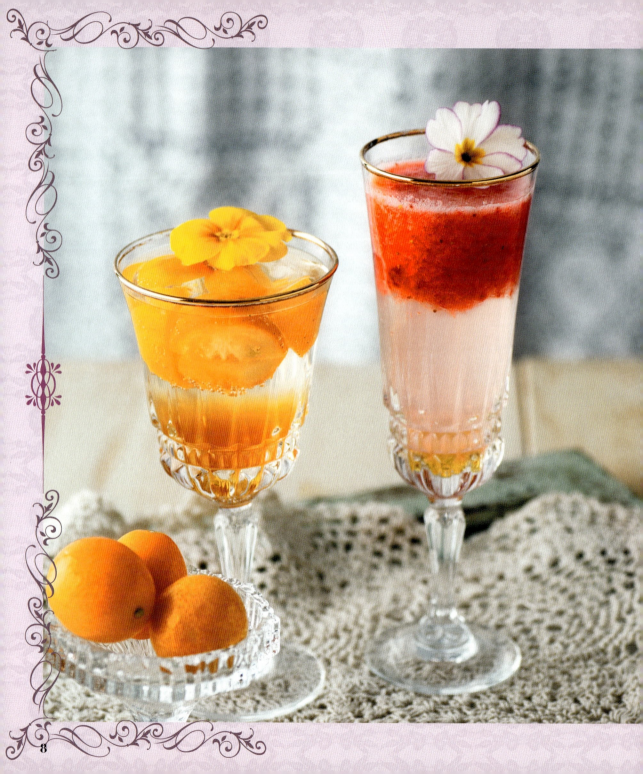

Kumquat Champagne & Coco Crash

今日は各国のお妃様が一同にお集まりになって、婦人会という名のおしゃべり会。世界の王妃様方に大好評の、ヘルシーでオシャレな発酵カクテルを片手に皆様ますますお話しが弾みます。

 ## クムックワ・シャンパーニュ
金柑の発酵カクテル

Ingredients（1人分）

A　金柑……3〜4個
　　（半分にカットしておく）
　　酵素ドリンク……30㎖
スパークリングワイン……150㎖
レモン汁……1/2個分
ブルーアガベシロップ……大さじ1
氷……2〜3個

〈飾り用〉
エディブルフラワー（黄）

1　Aを混ぜ30分ほど漬け込んでマリネを作る
2　グラスにブルーアガベシロップを入れ、そのあと *1* とレモン汁を入れる
3　氷を入れてからスパークリングワインをゆっくりと注ぎ、エディブルフラワーを飾る

 ## ココクラッシュ
イチゴのスパークリングカクテル

Ingredients（1人分）

イチゴ……8個
レモン汁……1/2個分
ブルーアガベシロップ……大さじ1
スパークリングワイン……150㎖
酵素ドリンク……30㎖
氷……2〜3個

〈飾り用〉
エディブルフラワー（白）

1　グラスにブルーアガベシロップ、レモン汁、酵素ドリンクを入れる
2　氷を入れてからスパークリングワインを注ぐ
3　イチゴをミキサーで軽く潰して混ぜ、*2* に注ぎ、エディブルフラワーを飾る

イチゴの代わりにキウイフルーツやマンゴー、パイナップルでもOK

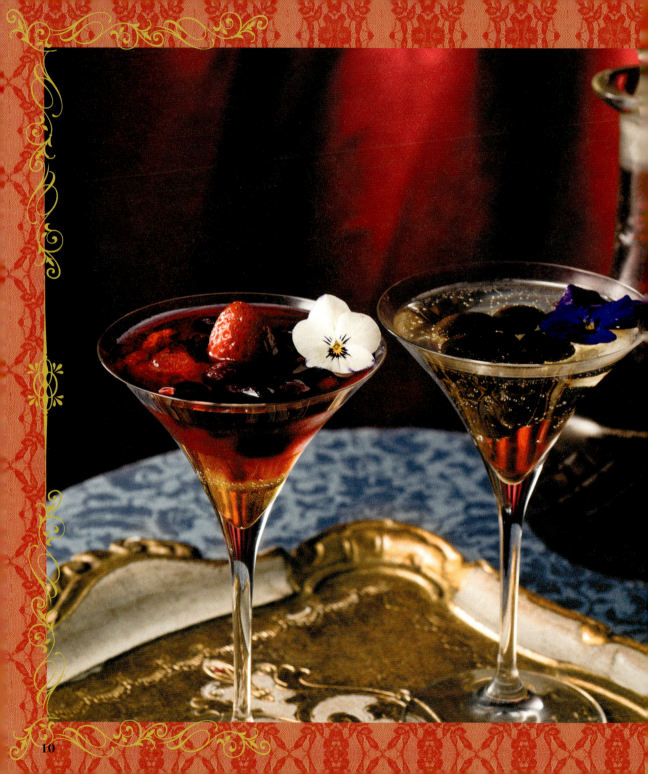

Berry Ferment Wine & Genshin Sangria

いくらお城が広くても、コソコソと悪いことをすれば見つかってしまうもの。王様がお妃様に内緒でお気に入りの女性とこっそりお会いしたときに飲まれるお酒を、王様には内緒で公開します。

愛人夫人のベリーベリー 発酵赤ワイン

Ingredient (1人分)

冷凍ベリーMIX……大さじ2
酵素ドリンク……20㎖
赤ワイン……20㎖
炭酸水……100㎖
ブルーアガベシロップ……小さじ1

1 カクテルグラスにブルーアガベシロップを入れる
2 酵素ドリンクを入れ、炭酸水、赤ワインの順に注いでいく
3 *2* にベリーMIXを入れる

玄神サングリア

Ingredient (1人分)

焙煎玄米粉……大さじ1
ブラックオリーブ……5個
スパークリングワイン……100㎖

〈飾り用〉
ミント葉……2枚
エディブルフラワー

1 カクテルグラスに焙煎玄米粉とブラックオリーブを入れる
2 スパークリングワインをゆっくり注ぎながら混ぜ合わせる

Arganiser

ブラックオリーブの代わりに巨峰でもオススメ！ お酒が苦手な方はスパークリングワインを炭酸水にしても美味しく出来ます。

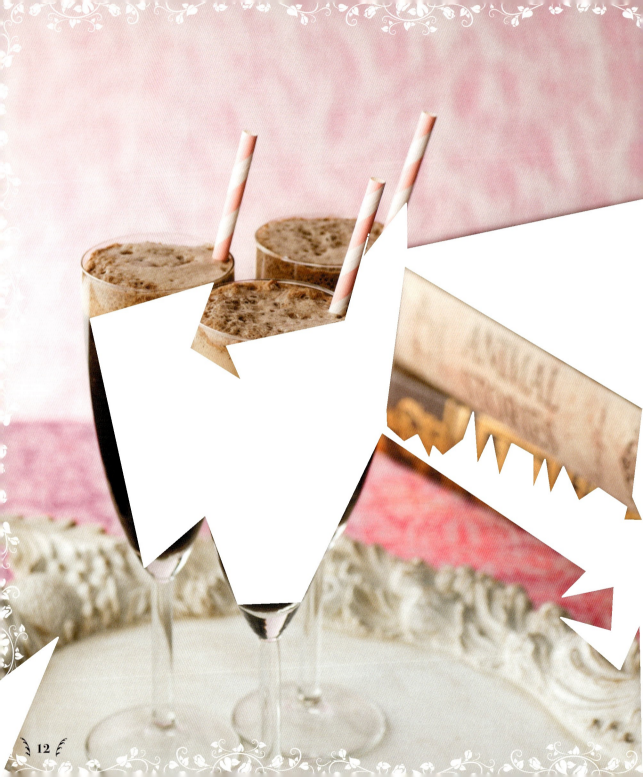

Roasted Choco chips Late

王様のご趣味は多岐に渡りますが、そのひとつに読書があります。読書の合間の休息でよくお飲みになるのが、この焙煎モカスムージー。香ばしい香りが心地よく、分厚い書物もスイスイ進むのだそう。

焙煎チョコチップラテ

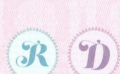

Ingredient（1人分）

焙煎玄米粉……大さじ2
水……200㎖
メープルシロップ……大さじ1
氷……4個

〈飾り用〉
カカオニブ……大さじ1
焙煎玄米粉……ひとつまみ

※カカオニブがない場合はオーガニックチョコを刻んだものでOK

1 飾り以外の材料全てをミキサーに入れ、徐々にハイスピードにして泡立つまで混ぜる

2 グラスに注いで、飾りつけする

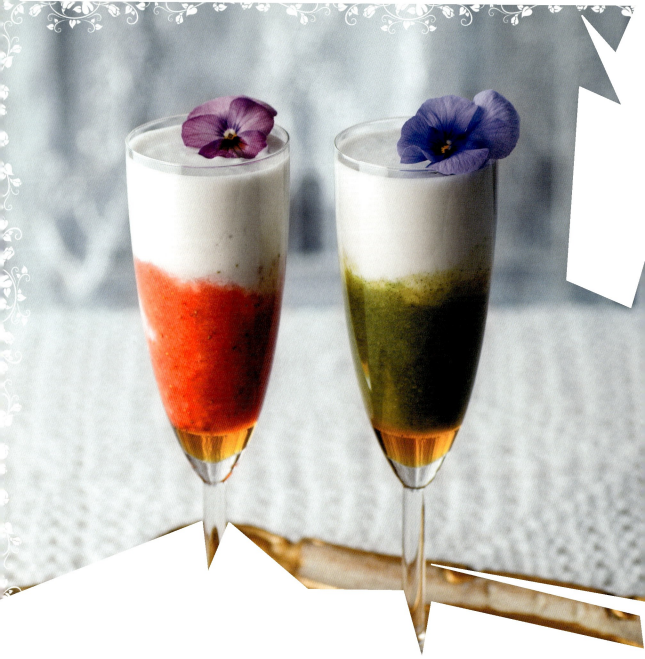

Milky Strawberry Smoothie & Milky Melon Shake

昨晩のパーティーは大盛り上がりだったようで、王様もお妃様も、今朝は少しお疲れのご様子。
こんな日の朝は、軽い口当たりのスムージーでサッパリと。テラス席で、お日様の光を浴びながらどうぞ。

ミルキーイチゴのスムージー

Ingredient（1人分）

イチゴ……10個
（1つは飾り用で1/2にカット）
基本のアーモンドミルク……150㎖
ココナッツミルク……40㎖
メープルシロップ……大さじ1

〈飾り用〉
ミント葉

1　イチゴをミキサーに入れて混ぜる
2　基本のアーモンドミルクとココナッツミルクを
　　混ぜておく
3　細めのワイングラスにメープルシロップを入れ、
　　その次に *1* を注ぐ
4　*3* に *2* をゆっくり注ぎ、ミントを飾る

ミルキーメロンシェイク

Ingredient（1人分）

熟したメロン……200g
基本のアーモンドミルク……70㎖
ココナッツミルク……20㎖
メープルシロップ……大さじ1
氷……3個

〈飾り用〉
ミント葉

1　メロンは適当な大きさにカットし、氷と一緒に
　　ミキサーに入れ混ぜる
2　基本のアーモンドミルクとココナッツミルクを
　　混ぜておく
3　細めのワイングラスにメープルシロップを入れ、
　　次に *1* を注ぐ
4　*3* に *2* をゆっくり注ぎ、ミントを飾る

基本のアーモンドミルク

Ingredient（作りやすい分量）

生アーモンド（一晩浸水したもの）……1カップ
水……500㎖

1　生アーモンドと水をミキサーで混ぜる
2　*1* をガーゼやミルクパックで漉す

Planet Smoothie

王様とお妃様がバルコニーで、夜空を見上げながら愛を語り合うときにお出しし、王様が「惑星スムージー」と命名。まだ望遠鏡のない時代に、王様は惑星の姿を的確に想像されていたようです。

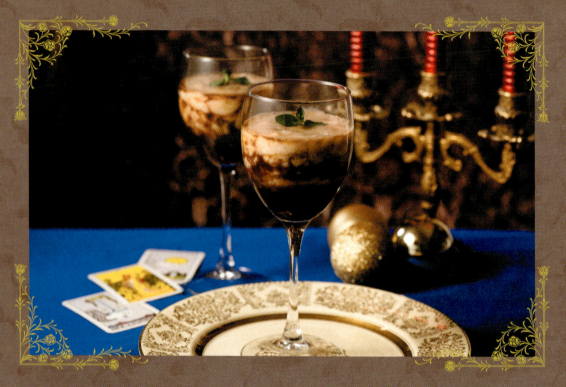

 惑星スムージー

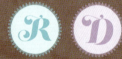

Ingredient（2人分）

- A 焙煎玄米粉……大さじ2
  水……250㎖
  メープルシロップ……大さじ2
  （お好みでOK）
- B バナナ……2本（熟したもの）
  水……100㎖

〈飾り用〉
焙煎玄米粉…適量

1. Bをミキサーに入れて混ぜ、別の容器に移しておく
2. Aをミキサーに入れ、軽く混ぜる
3. グラスに2を半分ほど注ぎ、次に1の半分を注ぎ、次に2の残りを注ぎ、最後に1の残りを注ぐ
4. 飾りの焙煎玄米粉を散らす

Point

交互に注ぐことで交じり合わず、惑星のようなまだら模様になります。うまくいけば、縞模様になりますよ。ぜひ透明のグラスに注いで、絶妙な柄を楽しんでください。

King's Chocolate Tea

お妃様にダイエットするようお願いされても、なかなか甘いものが止められない王様。夜中にこっそり、甘いドリンクをご注文されることもしばしば。焙煎玄米粉を使って、健康をさりげなくフォローします。

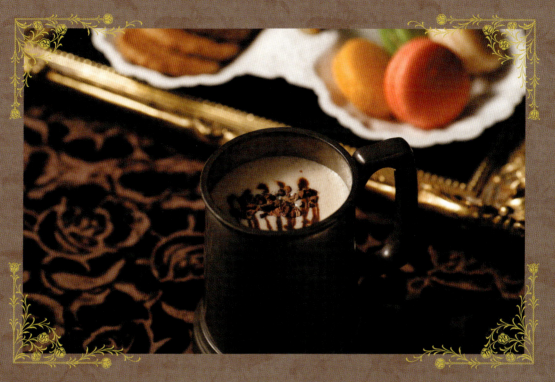

王様のショコラティー

Ingredient（1人分）

お湯……80㎖
A　カルダモン……3粒（砕く）
　　クローブ……3粒
　　シナモン……大さじ1/2
　　焙煎玄米粉……小さじ1
　　ココナッツシュガー……大さじ1

アーモンドミルク……100㎖
〈焙煎玄米チョコソース〉
ココアパウダー……大さじ1
焙煎玄米粉……大さじ2
メープルシロップ……大さじ2
岩塩……ひとつまみ
バニラエクストラスト……2滴
アーモンドミルク……50㎖
酵素ジェル……8g
※ブレンダーでなめらかになるまで混ぜる

1 Aをカップに直接入れ、お湯を少しずつ注ぎながら混ぜる
2 別のカップにアーモンドミルクを入れ泡だて器で泡立てる
3 2を1に入れ、〈焙煎玄米チョコソース〉をお好みで飾る

Marriage of Peach & Green Smoothie

いつも美しく元気でいるために、お妃様が時々リクエストなさるブレンドスムージー。鉄分で元気をチャージできる上に体に溜まった余分な水分を排出してくれて、お肌の調子も良くなるんですって。

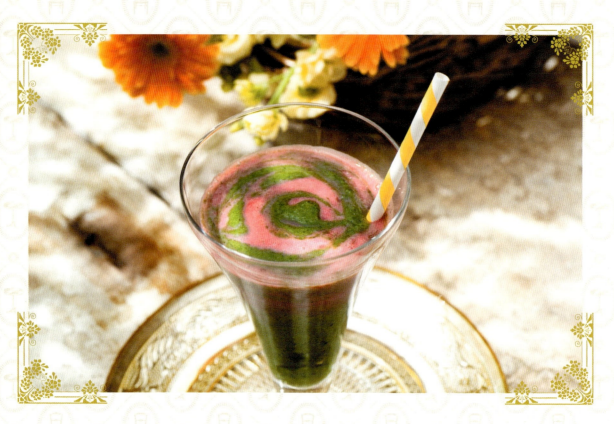

 ## ピーチ&グリーンのマリアージュ
鉄分たっぷりビューティースムージー

Ingredient（2人分）

〈グリーンスムージー〉
ほうれん草……2株
パセリ……1株
小松菜……1株
熟したバナナ……1本
レモン汁……1/2個分

〈ピーチスムージー〉
もも……1個
ビーツ絞り汁……25mℓ
チアシード……大さじ1

1 チアシードはあらかじめ30分ほど水に浸す
2 〈グリーンスムージー〉の材料を全てミキサーに入れ混ぜる
3 グラスに *2* をゆっくり注ぐ
4 〈ピーチスムージー〉の材料と *1* をミキサーで混ぜる
5 *4* を *3* にゆっくりと回し入れる

Chapter 2

Appetizer & Main Dish

前菜とメインディッシュ

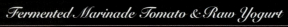

Fermented Marinade Tomato & Raw Yogurt

広いお城を忙しく駆け回る使用人たちが、キッチンの隅でつかの間の休憩。庭のトマトを採ってマリネにすれば、爽やかでヘルシーなおやつに早変わり。さぁ、パーティーの支度を急いで頂戴！

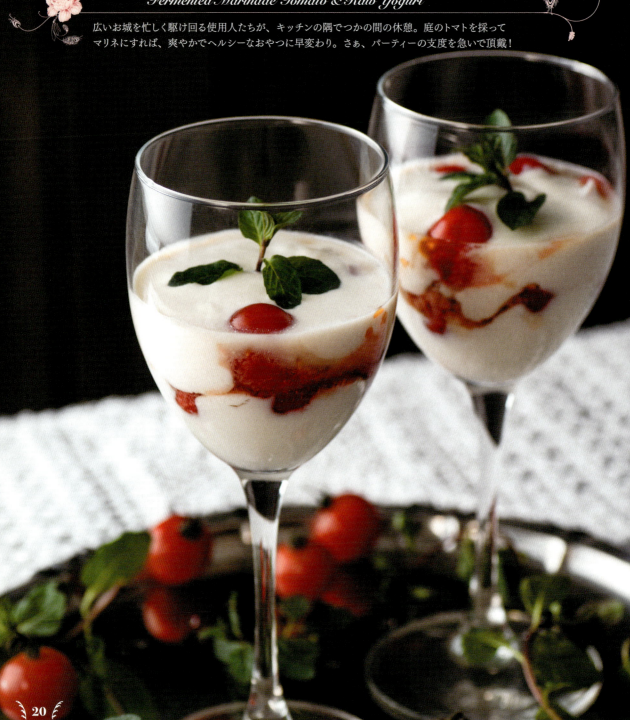

発酵マリネのRAWヨーグルト

Ingredient（2人分）

〈RAWヨーグルト〉
生カシューナッツ……1と1/2カップ
酵素ドリンク……30mℓ
水……150mℓ
レモン汁……1と1/2個分
メープルシロップ……大さじ3

〈ビーツジャム〉
ビーツ缶……1/3カップ
（果肉も一緒に）
レモン汁……1個分
メープルシロップ……大さじ2

〈トマトマリネ〉
酵素ドリンク……20mℓ
メープルシロップ……小さじ1
プチトマト（半分にカット）……6個

〈飾り用〉
ミント葉……4枚

1 〈トマトマリネ〉を作る。酵素ドリンクとメープルシロップを混ぜ、プチトマトを20分漬け込む

2 〈RAWヨーグルト〉の材料を全てミキサーに入れ、なめらかになるまで混ぜ、冷蔵庫で冷やす

3 〈ビーツジャム〉の材料を全てミキサーに入れ、なめらかになるまで混ぜる

4 *1*、*2*、*3*の順でグラスに注ぎ、ミントを飾る

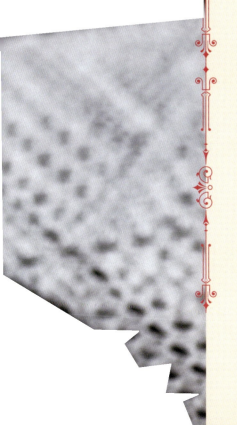

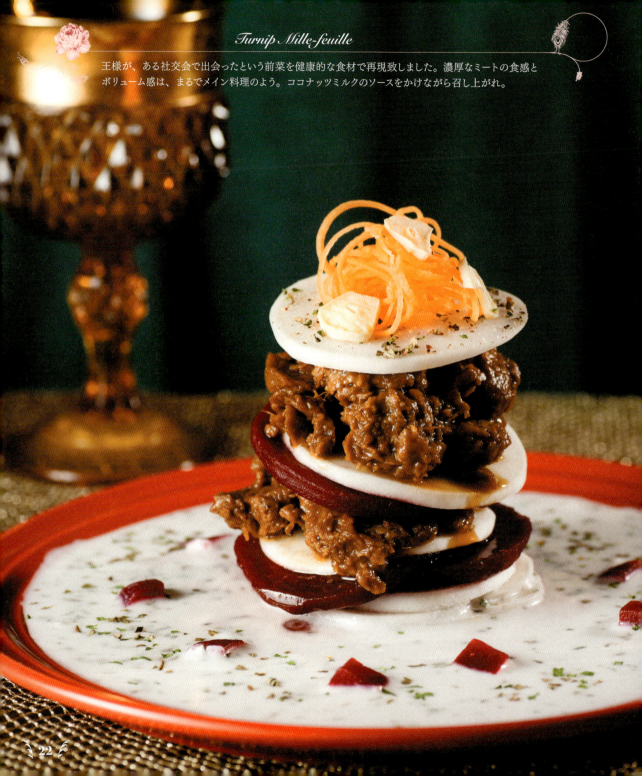

Turnip Mille-feuille

王様が、ある社交会で出会ったという前菜を健康的な食材で再現致しました。濃厚なミートの食感とボリューム感は、まるでメイン料理のよう。ココナッツミルクのソースをかけながら召し上がれ。

カブのミルフィーユ

Ingredient（2人分）

カブ……2個（1人前1個）
ビーツ缶……1缶
大豆ミート（乾燥フィレタイプ）
……100g
玉ねぎ（みじん切り）……1/4個
ニンニク（すりおろす）……2かけ
ショウガ（すりおろす）……2かけ
ブラックペッパー……ひとつまみ
オリーブオイル……大さじ1
水……300㎖

〈煮込み用ソース〉
有機トマトペースト……2カップ
赤ワイン……50㎖
赤みそ……大さじ1
醤油……大さじ1
野菜ブイヨン（ぬるま湯50㎖に溶かしておく）……キューブ1個
メープルシロップ……20㎖

〈森のミルクソース〉
ココナッツミルク……50㎖
基本のアーモンドミルク（P15参照）
……50㎖
レモン汁……大さじ2と1/2
醤油……小さじ1/2
塩……ひとつまみ

〈飾り用〉
ニンジン……1/2本
ビーツ……3枚（細かく切る）
ヘンプシード、スライスニンニク、
パセリ……各適量

1. 大豆ミートはたっぷりの水で芯がなくなるまで戻す（水の場合20分、ぬるま湯の場合10分が目安）

2. カブ、ビーツはスライス、ニンジンはスライサーなどを使って麺状にカットする（1人分：カブスライス4枚、ビーツ3枚使用）。ビーツは飾り用に少し取っておく

3. 〈煮込み用ソース〉の材料を合わせておく

4. *1*を強く絞り、沸騰させた水300㎖に入れ10分茹でる

5. 茹でている間に、〈森のミルクソース〉の材料をボウルに入れ泡立て器で混ぜる

6. *4*の茹で汁を捨て、冷ましてから再び水気を強く絞る

7. フライパンにオリーブオイルを入れ、玉ねぎを炒めてから*6*の大豆ミートを入れ、*3*の煮込み用ソースを加える

8. ソースがなじんできたら、ニンニク、ショウガ、ブラックペッパーを入れ、軽く混ぜる

9. 大きく、少し深みのあるお皿の中央にカブ、ビーツ、大豆ミートの順に重ねる

10. 写真を参考に、トップにはニンジンとスライスニンニク、パセリを飾り、周囲に*5*のミルクソースを回し入れ、ビーツとヘンプシードを飾る

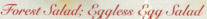

Forest Salad; Eggless Egg Salad

卵が苦手なお妃様が喜んで召し上がるサラダのひとつ。見た目も風味もエッグサラダですが、卵は使っておりません。お妃様がお若いころ、シャンゼリゼ通りのテラスで食べたサラダをイメージしました。

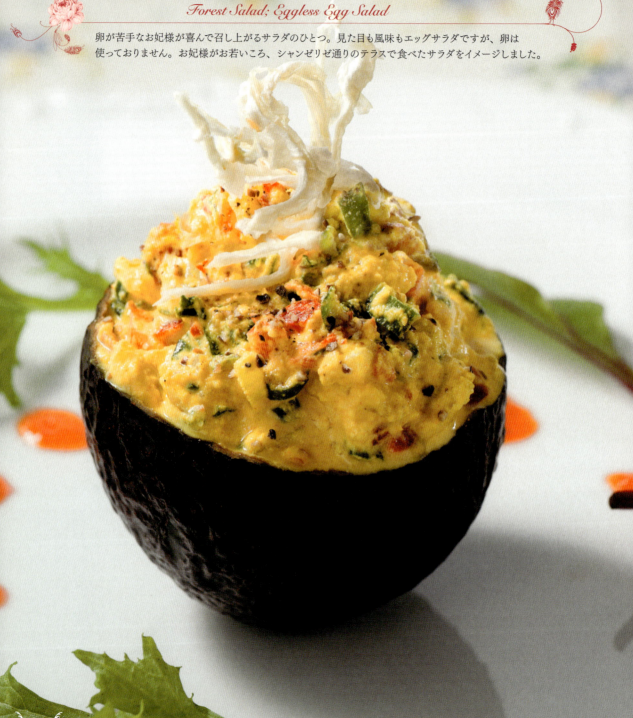

森のサラダ eggless egg salad
卵ナシの卵サラダ

Ingredient（2人分）

アボカド……1個

〈エッグペースト〉
生カシューナッツ……1と1/2カップ
レモン汁……大さじ2
ターメリック……小さじ1と1/2
ニンニク（すりおろし）
……小さじ1/2
キャンディソルト（岩塩でもOK）
……小さじ1と1/2
水……100ml

〈ペーストの具〉
小口ネギ……3本
セロリ……1本
パプリカ……1/4個
レッドアーリー……1/8個
キュウリ……1/2本

〈ソース〉
トマトペースト……大さじ2
酵素ペースト……16g
レモン汁……小さじ1

〈飾り用〉
イタリアンパセリ……3〜4株

1. 〈エッグペースト〉の材料を全てフードプロセッサーに入れ、なめらかにまるまで混ぜる
2. 〈ペーストの具〉は全て細かく切り、*1*と和える
3. アボカドは中身をくり抜き、種を取ってフォークでペースト状にする
4. アボカドの空いた皮に*3*を詰め、次に*2*を詰め込む
5. 〈ソース〉の材料を別容器で混ぜ合わせる
6. お皿にイタリアンパセリを散らし、*5*のソースをスプーンですくい、写真のように飾り付ける

Advice

〈ソース〉のトマトペーストは市販のものか、手作りするならトマト1/2個をミキサーでペースト状にしてください。

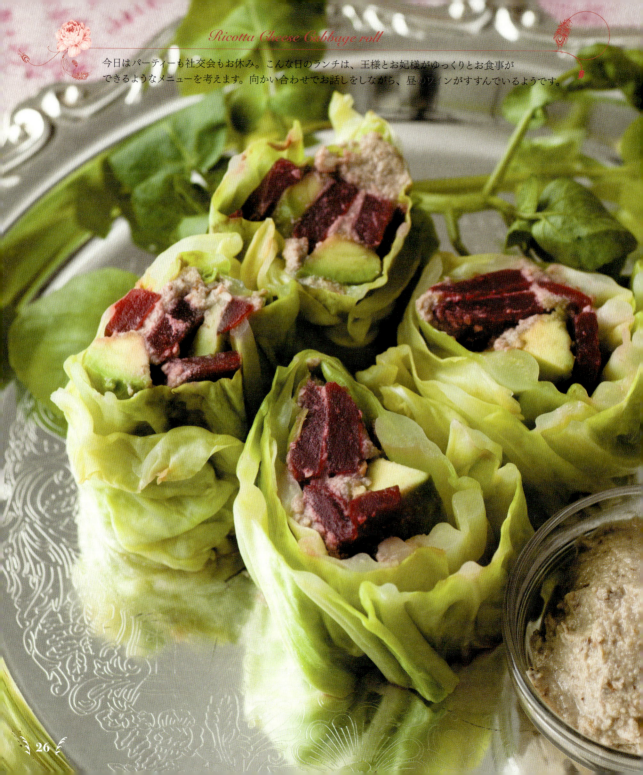

Ricotta Cheese Cabbage roll

今日はパーティーも社交会もお休み。こんな日のランチは、王様とお妃様がゆっくりとお食事ができるようなメニューを考えます。向かい合わせでお話しをしながら、昼のワインがすすんでいるようです。

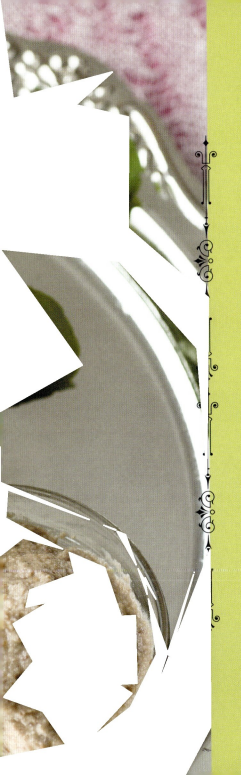
 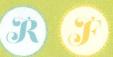

リコッタチーズのキャベツ巻き

Ingredient（2人分）

キャベツの葉……4枚
アボカド……1個
ビーツ缶……1缶

〈飾り用〉
クレソン……3株

〈リコッタチーズ〉
生クルミ……1/2カップ
松の実……1/2カップ
白みそ……大さじ1
醤油…小さじ1
レモン汁……1と1/2個分
塩……ひとつまみ
ブラックペッパー……適量
水……10㎖
ニュートリショナルイースト
……小さじ1
酵素ペースト……8g

1 キャベツの葉はあらかじめ、しんなりするまで塩もみしておく

2 アボカドは皮を剥き、スライスする

3 〈リコッタチーズ〉の材料を全てフードプロセッサに入れて混ぜる

4 水分をふき取ったキャベツの葉の上に *2*、*3* とビーツを適量乗せ、くるくると巻く

5 食べやすい大きさにカットし、お皿に盛り付け、クレソンを飾る

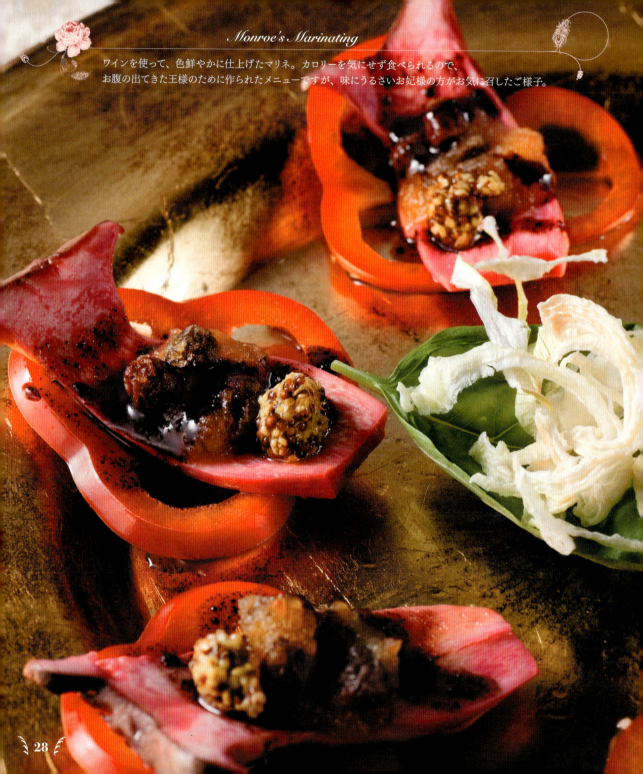

 ## マリネンモンローのマリネ

Ingredient（2人分）

サラダ用エリンギ……1本
（太めなら1本、細めなら1と1/2本）
赤パプリカ（スライス）……1個

〈マリネソース〉
レモン汁……大さじ1
ビーツ汁……1/4カップ
ヘンプオイル……大さじ1
塩……ひとつまみ

〈トッピング〉
リンゴ……1/2個
クルミ……10個
ドライレーズン……大さじ2
塩……ひとつまみ

〈ソース〉
アサイーパウダー……小さじ1
バルサミコ酢……小さじ1
酵素ペースト……16g
ブラックペッパー……適量

〈飾り用〉
小松菜の葉……1枚
乾燥玉ねぎ（なくても良い）……適量

1 エリンギはスライスして、〈マリネソース〉に20分漬け込む

2 〈トッピング〉の材料をカットする。リンゴはサイコロ状、クルミは細かく砕く

3 *2*とドライレーズン、塩、〈ソース〉の材料を和えて、ブラックペッパーを振る

4 写真を参考に、大きめのお皿にパプリカ、*1*のエリンギ、*3*のソースの順に盛り付ける

5 お皿の中央に小松菜、乾燥玉ねぎを飾り付ける

Recette

サラダ用のエリンギが入手できなかった場合、エリンギは蒸すなど加熱してからマリネに漬け込んでください。

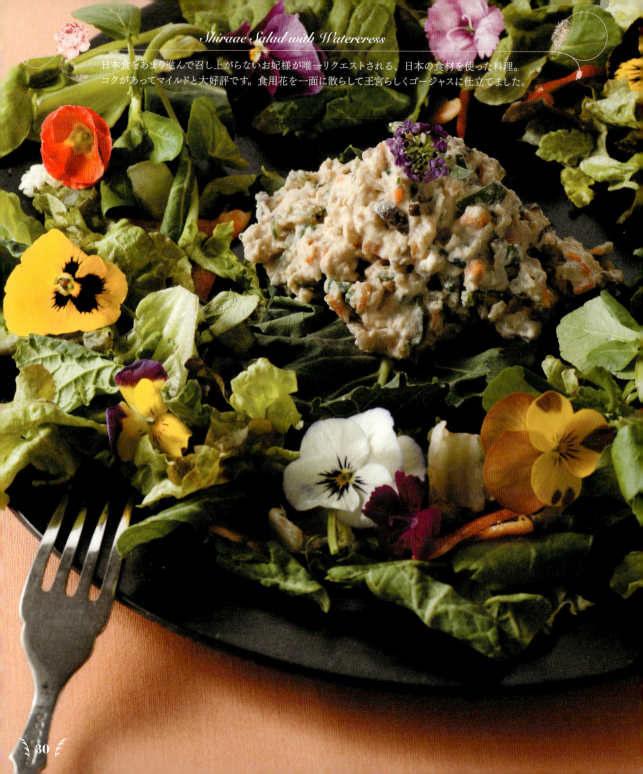

Shiraae Salad with Watercress

日本食をあまり進んで召し上がらないお妃様が唯一リクエストされる、日本の食材を使った料理。
コクがあってマイルドと大好評です。食用花を一面に散らして王宮らしくゴージャスに仕立てました。

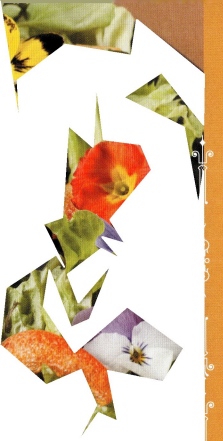

 クレソンの白和えサラダ

Ingredient（2人分）

〈白和えペースト〉
松の実……1/2 カップ
生カシューナッツ……1/2 カップ
昆布パウダー ……小さじ 1/2
メープルシロップ……大さじ 1
醤油……小さじ 1 と 1/2
白みそ……大さじ 1
塩……ひとつまみ
水……1/4 カップ

〈白和えの具〉
小口ネギ……2 本
白すりごま……大さじ 1
生しいたけ……2 枚
ニンジン……2/3 本
ほうれん草……1 株

〈付け合わせ〉
クレソン……6 株
ワサビ菜……2 株
サラダ菜……2 株
大葉（千切り）……4 枚
パプリカ（スライス）……1/4 個

〈飾り用〉
エディブルフラワー、ヘンプシード
……各適量

1 生カシューナッツは水に浸し、よくすすいで水気を切る

2 〈白和えの具〉の材料を細かく切る

3 〈白和えペースト〉の材料を全てフードプロセッサに入れ、なめらかになるまで混ぜる

4 *2* と *3* を和え、お皿の中央に盛り付ける

5 *4* の周りに〈付け合わせ〉の野菜をふんわりと盛り付け、エディブルフラワーを散らし、白和えにヘンプシードを乗せて完成

31

No Meatball Soup

王宮の結婚式での定番メニューです。王様とお妃様が結ばれた日にも、もちろんお出ししました。
お妃様のお気に入りで、毎年の結婚記念日にもお出ししています。日本から取り寄せた醬油が隠し味。

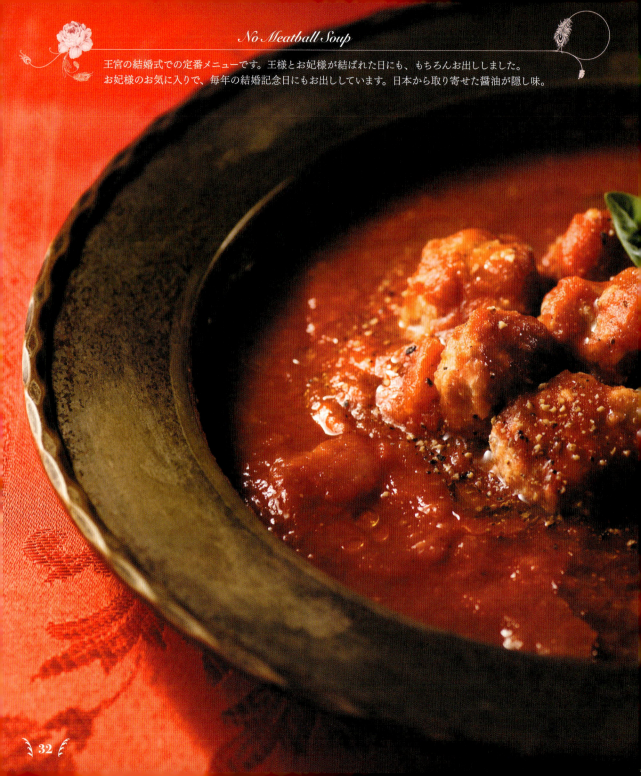

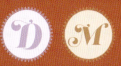

NO ミートボールスープ

Ingredient（2人分）

〈トマトスープ〉
オーガニックホールトマト缶……1缶
オレガノ……小さじ1
（葉の状態なら3枚）
クミンパウダー……小さじ1
コリアンダーパウダー……小さじ1
醤油……小さじ1
チリペッパーソース……小さじ1
ドライレーズン……大さじ1
ブラックペッパー……適量
岩塩……ひとつまみ
白みそ……大さじ1

〈NO ミートボール〉
大豆ミート（乾燥タイプ）……100g
ニンニク（すりおろし）……小さじ1
ショウガ（すりおろし）……小さじ1
玉ねぎ（みじん切り）……小1/2個
クミンパウダー……小さじ1
コリアンダーパウダー……小さじ1
パプリカパウダー……小さじ1
醤油……小さじ1
フラックスシード……大さじ2
焙煎玄米粉……大さじ1
水……20㎖
ブラックペッパー……適量
岩塩……ひとつまみ

〈飾り用〉
ココナッツパウダー……適量
バジル葉……2枚

1 大豆ミートはたっぷりの水で芯がなくなるまで戻す（水の場合20分、ぬるま湯の場合10分が目安）

2 〈NO ミートボール〉の材料を全てフードプロセッサで混ぜて、一口サイズに丸める

3 〈トマトスープ〉の材料を全て鍋に入れ、*2*を火が通るまで15分ほど煮込む

4 お皿に盛り付け、ココナッツパウダーとバジル葉を散らす

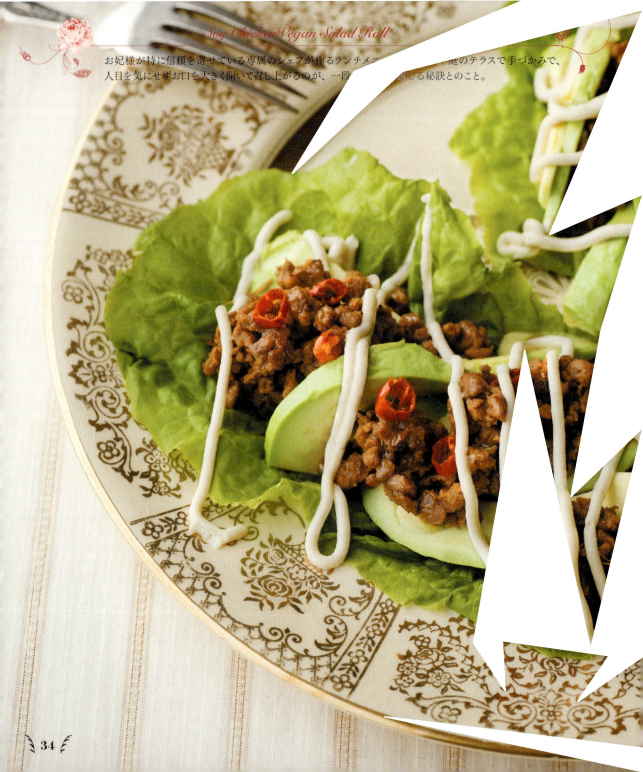

Soy Chicken Vegan Salad Roll

お妃様が特に信頼を寄せている専属のシェフが作るランチメニュー。庭のテラスで手づかみで、人目を気にせずお口を大きく開いて召し上がるのが、一段と美味しく感じる秘訣とのこと。

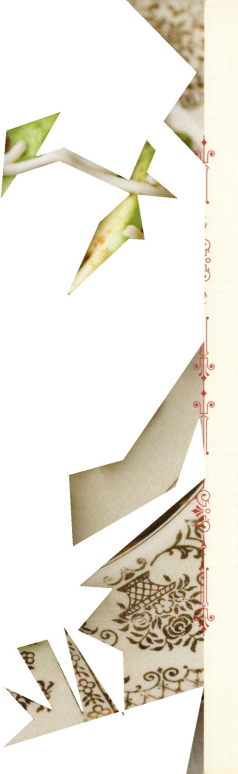

大豆チキン風 miso スパイス ヴィーガンサラダ巻き

Ingredient（2人分）

大豆ミート（乾燥ミンチ状）……100g
大葉……3〜4枚
サラダ菜またはサニーレタス……3〜4枚
アボカド……1個
ソイマヨネーズ……適量

〈煮込み用ソース〉
赤みそ……大さじ2
ショウガ（すりおろす）……大さじ1/2
ニンニク（すりおろし）……大さじ1/2
メープルシロップ……大さじ2
コチュジャン……大さじ1
醤油……大さじ1と1/2
岩塩……小さじ1/2
焙煎玄米粉……大さじ1と1/2
水……50㎖
鷹の爪（輪切り）……1本
根昆布パウダー……小さじ1

1. 大豆ミートはたっぷりの水で芯がなくなるまで戻す（水の場合20分、ぬるま湯の場合10分が目安）
2. *1* を強く絞り、鍋に入れ、〈煮込み用ソース〉の材料も全て入れ、弱火で煮込む（焦げないよう注意）
3. アボカドは皮を剥き、種を取ってスライスする
4. お皿にサラダ菜を並べ、その上に大葉を重ね、その上に *2* とアボカドを乗せ、好みでソイマヨネーズをかけ、包んで食べる

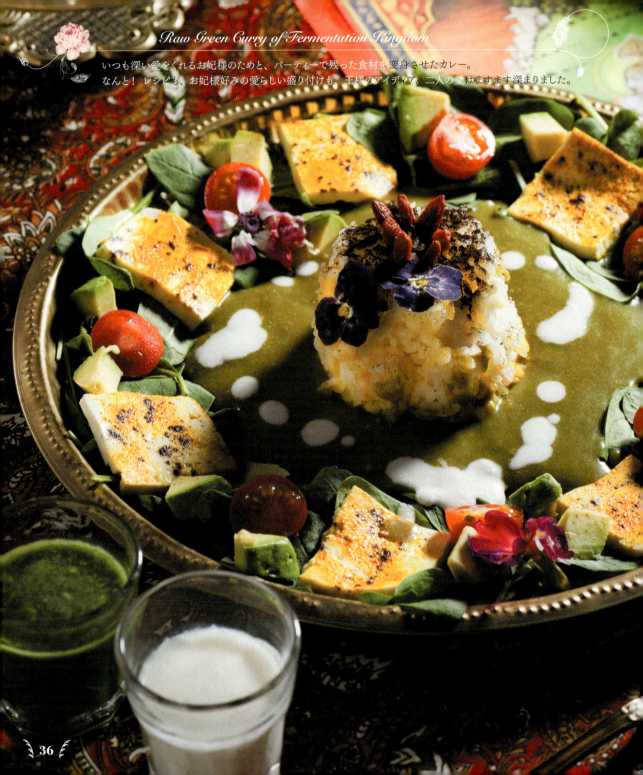

Raw Green Curry of Fermentation Kingdom

いつも深い愛をくれるお妃様のためと、パーティーで残った食材を変身させたカレー。
なんと！ レシピも、お妃様好みの愛らしい盛り付けも、王様のアイディア。二人の愛はますます深まりました。

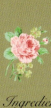

発酵王国の RAW グリーンカレー

By Keiichi Kato

Ingredient（2人分）

〈RAW カレールー〉
プチトマト……5つ
（1つはトッピング用）
ほうれん草
（グリーンの葉物ならなんでも）
……小2束
パクチー……1〜2本（お好みで）
たまねぎ……1/8個
ニンニク……1かけ
ショウガ……1.5mm角

ピーナッツバター……大さじ2
甘酒……30㎖
ココナッツミルク……45㎖
ベジタリアン用のカレー粉
……大さじ3（お好みの濃さ、辛さで）
チリペッパー……少々
味噌・醤油……適量
（味が薄い時に加えます）

〈飾り用〉
アボカド……1/8個

1 〈RAW カレールー〉の材料を、ミキサーでスムーズになるまで撹拌する

2 カットしたアボカド・プチトマト・パクチーなどをトッピング

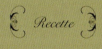 ガーリックライスや豆腐を添えるなど、
お好きな盛り方でお楽しみください。

 ガーリックライス

Ingredient（2人分）

ご飯……2膳
ニンニク……2かけ
塩・コショウ……少々
オリーブオイル……小さじ1

1 フライパンに油をひき、小さくみじん切りしたニンニクを弱火で炒めます

2 キツネ色になったら、ごはんを入れ、火がある程度通ったら塩・コショウで味をととのえ完成

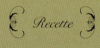 豆腐を写真のように飾りつけしたいときには、予め、水分をふきとった豆腐に、カレールー（またはターメリック）を塗って色をつけておくときれいです。

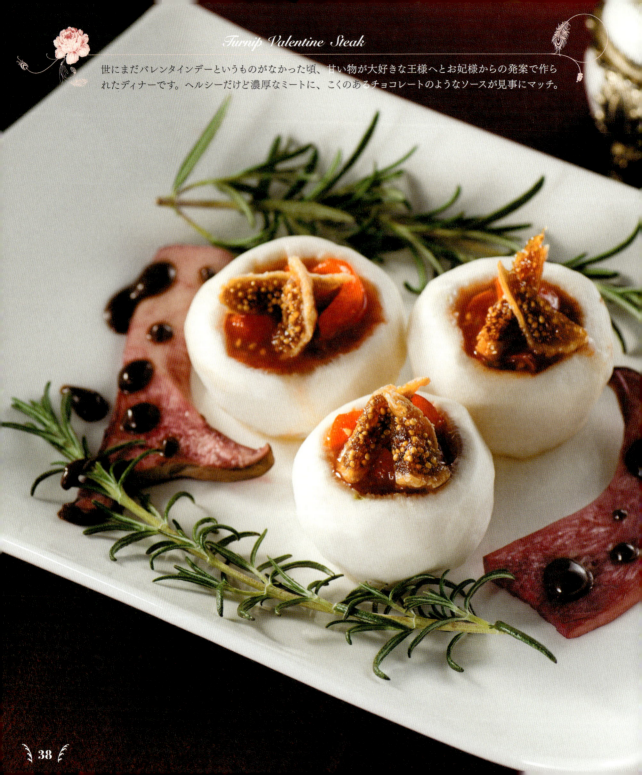

Turnip Valentine Steak

世にまだバレンタインデーというものがなかった頃、甘い物が大好きな王様へとお妃様からの発案で作られたディナーです。ヘルシーだけど濃厚なミートに、こくのあるチョコレートのようなソースが見事にマッチ。

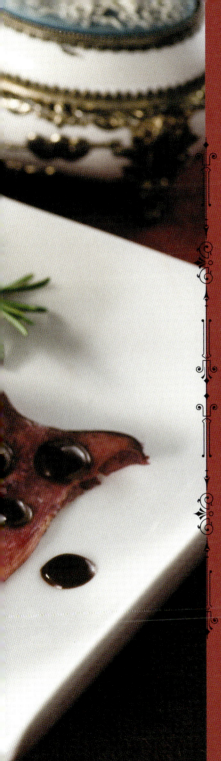
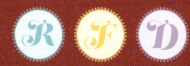

カブのヴァレンタインステーキ

Ingredient（3人分）

かぶ……3つ
カブ（中サイズ）……3個
サラダ用エリンギ（スライス）……2枚
ビーツ汁……25㎖
ホールトマト……1/2缶
塩……ひとつまみ
水……400㎖
A 酵素ドリンク……30㎖
　レモン汁……小さじ1と1/2
B 焙煎玄米粉……大さじ2
　水……20㎖
　赤ワイン……20㎖
　酵素ペースト……8g
　メープルシロップ……大さじ1

〈飾り用〉
ローズマリー……3本
ドライいちぢく（スライス）……3個
ブラックペッパー……適量

1 カブは皮を剥き、中身をくり抜く。400㎖の水に塩ひとつまみ入れ、かぶを漬け込んでおく

2 スライスしたエリンギをビーツ汁の中に20分漬け込む

3 ホールトマトをAに20分漬け込む

4 *1*の水気を切り、*3*を中に詰め込む

5 *4*をお皿に並べ、*2*を取り出し、写真を参考に盛り付ける

6 Bの材料を容器に入れよく混ぜ、写真のようにお皿に垂らしたり、付けながら食べる

Recette

サラダ用のエリンギが入手できなかった場合、エリンギは蒸すなど加熱してからマリネに漬け込んでください。

ちょっと一息 BreakTime

著者の立石里香です。普段は"Coco"という名前で活動しています。初めましての方も多いと思うので、ここで私の人物像や活動などをご紹介させて頂きたいと思います。

お相手は、私の心の恩師である加藤馨一さん。加藤さんとは長いお付き合いになります。ひらめき型でアイディアが浮かぶとすぐに突っ走ってしまう私に、程よいブレーキをかけてくれたり、逆に背中を押してくれたり。年下なのに頼っちゃってます！皆様のココロにも栄養を届けるべく、これからも世界に向けて活動していくための良きパートナーです。

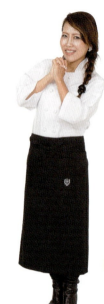

人物像 1

立石里香とは？

人を喜ばせることが好き！
年に数回、東京・恵比寿の
「レインボー・ローフード」を
中心に大阪、名古屋、
沖縄、ハワイなどで
パーティーを行っています！

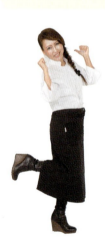

加藤 「パーティーのテーマは **"ココロのデトックス"** だよね。」

Coco 「美味しくてヘルシーな食事を楽しく頂くことで心が洗われ、日常でどうしても受けてしまうストレスを**浄化させる場所**として提供しています。」

加藤 「料理はもちろん**ローフードやマクロビ中心**で、超ヘルシー！ココさんと僕で作ります。」

Coco 「1回で20〜30人分の料理を作るのはすっごく大変！だけど、止められない楽しさがあるんです！」

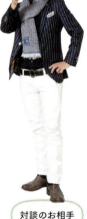

対談のお相手

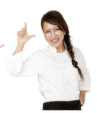

参加条件なし！気になった方は、FBやHPをチェックしてみてください。あまり宣伝はしていないのですが、事前に告知をするときもあります。

加藤馨一（かとう・けいいち）／レインボー・ローフード代表。16歳で単身渡米。高校・大学時代をハワイやサンフランシスコで過ごす。在米中、胃潰瘍、うつ病、重度のにきびや花粉症、アトピーや椎間板ヘルニアなど薬で治らなかった症状を、食改善や酵素ファスティング（断食）で見事克服。その経験から帰国後ローフードカフェをオープン。現在はカフェ経営の傍ら、医師や政治家、フィットネス業界や美容家仲間とともに、堅苦しさゼロで「楽しく！おいしく！自由に！簡単に！続けられる！」をモットーに、セミナーやイベントを日本各地で開催。断食指導人数は1000人以上。著書「とっておきのローフードレシピ88」「みんなの酵素断食 30人の体験談」（共にキラジェンヌ）も好評発売中。

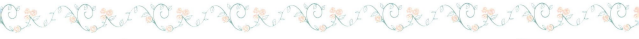

人物像 2
立石 里香とは？

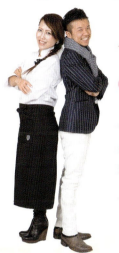

あたたか〜い南国が好き！
身も心も HOT！
私たちオススメの
スポットをご紹介します！

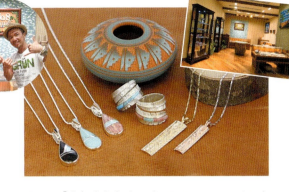

Coco 「大好きな友人のジュエリー shop。その人に合う言葉を毎回掘ってくれて、**夢が叶うジュエリー**と成功者の間で大評判。ハワイに行けば必ず寄ってパワーをもらいます。」

No.8 Jewelry
2255 Kalakaua Ave., Honolulu, HI 96815
（シェラトン・ワイキキ・ホテル 1F）
http://www.no8jewelry.com/

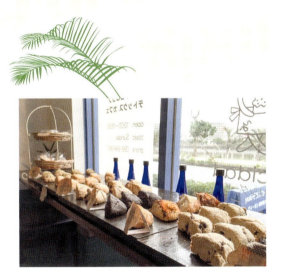

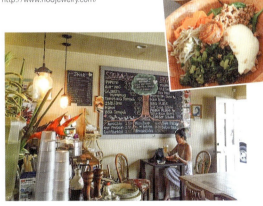

Coco 「妊娠を機に食の大切さを学び、"**デトックス**"をキーワードとしたローフードに目覚めたオーナーが、地元の沖縄でオープンさせたカフェ。」

Detox cafe felicidad
沖縄県糸満市西川町 35-10
http://www.detoxcafe-felicidad.com

加藤 「Waikiki で **Vegan フード**が食べられる貴重なお店。オーナーの思いを聞いてますますファンに。僕は Waikiki から、日焼けを楽しみながら歩いて行きます。」

Peace Café
2239 S.King St. Honolulu, HI 96826
http://www.peacecafehawaii.com

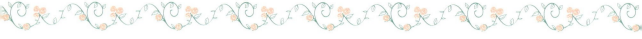

人物像 3
立石 里香とは?

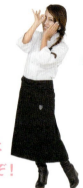

難しいことが苦手♡
ローフードのこと、
もっと詳しく知りたい方は
こちらの本を参考にどうぞ！

加藤さんの著書は
初心者さんに
オススメ！

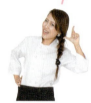

**とっておきの
ローフードレシピ 88**
加藤馨一／1,143円＋税
ISBN 978-4-906913-05-3
明るく気軽なローベジを推奨する CAFE&BAR レインボー・ローフードのレシピ集。酵素玄米ご飯のメニューや、人気のナッツの巻き寿司も。

Cocoさんの本より
わかりやすい
ですよ（笑）

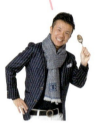

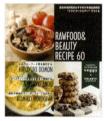

RAWFOOD&BEAUTY RECIPE60
土門大幸、安藤夏代、堀川久美子
1,300円＋税
ISBN 978-4-906913-45-9
世界初の多機能調理器ドライフードエアーを使ったレシピ集。ローフード、ビューティーフード、ヴィーガンスイーツの、3人のプロによる充実の内容。

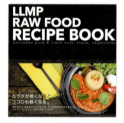

LLMP RAW FOOD RECIPE BOOK
LIVING LIFE MARKETPLACE ／ 1,800円＋税
ISBN 978-4-906913-13-8
ローフード専門店 LLMP のレシピ集。カレー、ケーキ、チーズ、ナッツフライドチキンなど、基本から応用まで楽しめる。洋書のような装丁も人気。

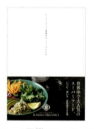

スーパーフード図鑑＆ローフードレシピ
LIVING LIFE MARKETPLACE ／ 1400円＋税
ISBN 978-4-906913-29-9
世界中が注目する最先端の食、日本初のスーパーフード図鑑。その驚くべき効果・効能を最大限に引き出すレシピも満載。スープやパスタなどのレシピも。

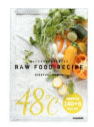

**まるごとそのまま野菜を食べよう
RAW FOOD RECIPE　増補改訂版**
土門大幸／1,400円＋税
ISBN 978-4-906913-26-8
北海道のローフードカフェ LOHAS のオーナーでローフードシェフの著者が教える、初心者にもやさしく、毎日続けられるレシピが満載。

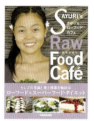

**SAYURI'S Raw Food Café
さゆり's ローフードカフェ**
田中さゆり／1,500円＋税
ISBN 978-4906913-24-4
世界のリトリート施設やレストランで修行を積み、バリでカフェをオープンさせた著者が、スーパーフードを使用した心身を根底から癒すレシピをご紹介。

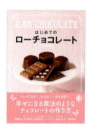

はじめてのローチョコレート
veggy 特別編集／齋藤志乃、前田直宏、羽田賀恵、シンヤチエ、松田すみれ、狩野玲子／1,500円＋税／ISBN 978-4-906913-16-9
食べてキレイになるサプリのようなローチョコの世界。基本から応用まで。

全国の書店、または Amazon などのネットショップでご注文いただけます。

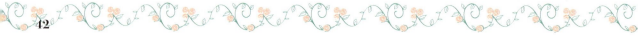

Chapter 3

Raw & Icy Sweets

スイーツ

Detox Tiramisu & Churro

さすがの王様もディナーを減らしてまで食べる、ボリューム満点のデザートがこちら。食物繊維たっぷりで栄養も満点。お通じやむくみ解消作用が期待できて、夜中に食べても心配ありませんよ。

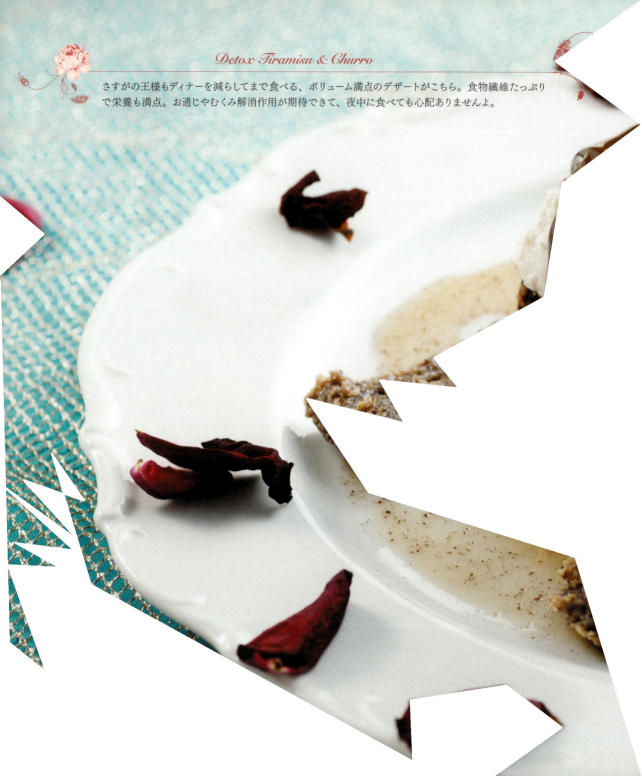

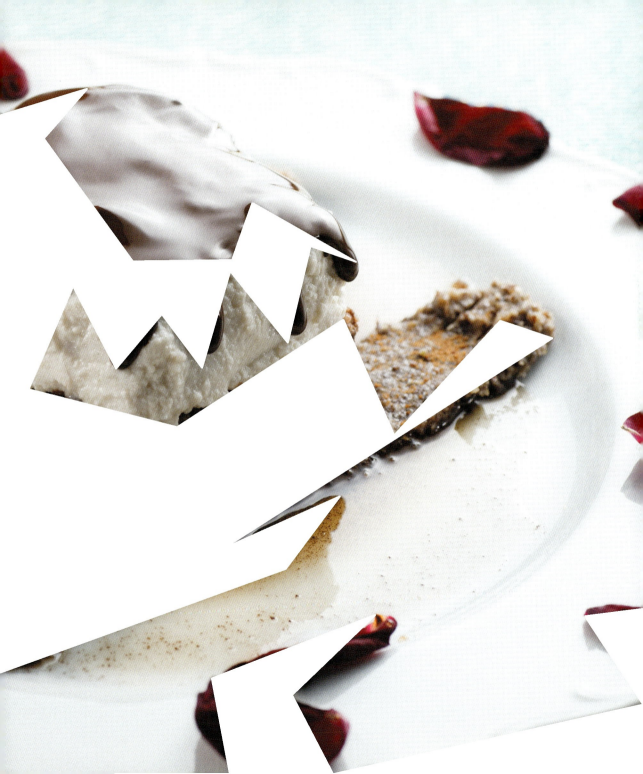

King's Brownie

ローフード王国とも呼ばれる我が国では、甘いものといってもそれはそれは大変ヘルシーなものばかり。
このブラウニーも、コンクールで入賞し世界中から注目されている王宮自慢の一品です。

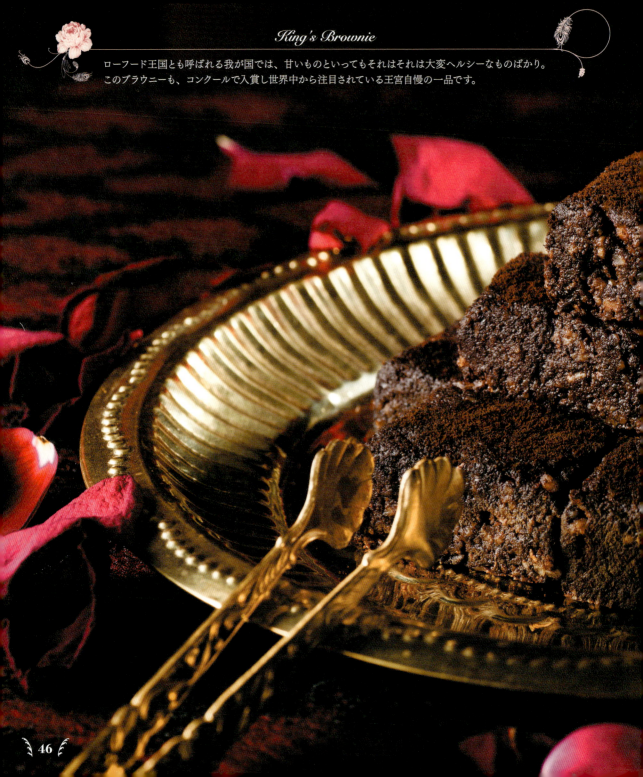

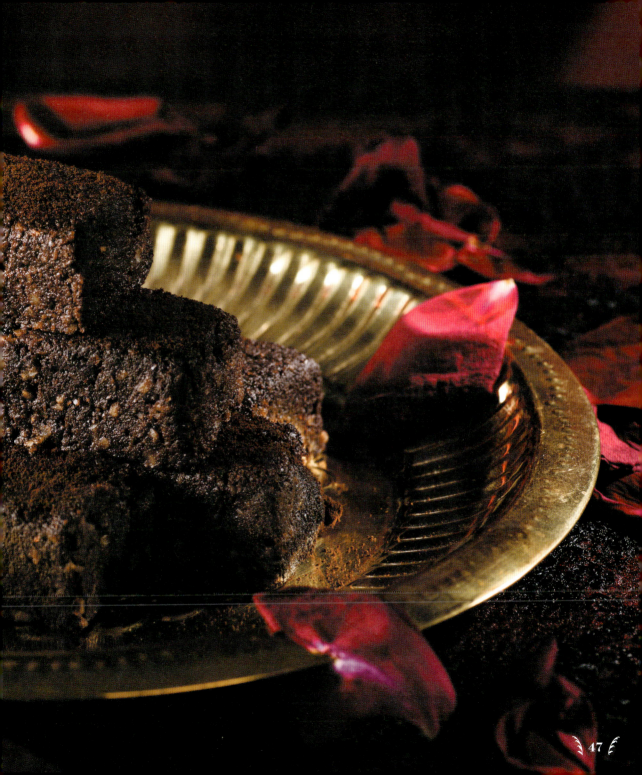

Detox ティラミス&チュロス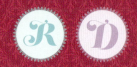

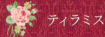 ティラミス

Ingredient（2人分）

〈チョコレートケーキレイヤー〉
A　アーモンドフラワー……1/2 カップ
　　カカオパウダー……1/4 カップ
　　塩……ひとつまみ
　　カカオニブ（ミキサーでパウダー状にする）
　　……大さじ 1
B　デーツペースト……1/4 カップ
　　アイリッシュモスペースト……1/4 カップ
　　ブルーアガベシロップ……大さじ 4

〈焙煎玄米チョコソース〉
（P17「王様のショコラティー」参照）……適量

〈焙煎玄米コーヒーシロップ〉
穀物コーヒーまたは焙煎玄米粉……大さじ 2
水……25㎖
メープルシロップ……大さじ 1

〈チーズクリーム〉
生カシューナッツ……1/2 カップ
ココナッツパウダー……1/2 カップ
ココナッツオイル（湯せんする）……1/4 カップ
レモン汁……大さじ 1
ブルーアガベシロップ……大さじ 3
岩塩……ひとつまみ
ニュートリショナルイースト……小さじ 1
バニラエクストラクト……2〜3 滴
水……25㎖

1 〈チョコレートケーキレイヤー〉のAを混ぜる
2 *1*にBを加え、手でよく混ぜ合わせる
3 P17の〈焙煎玄米チョコソース〉を作る
4 別容器に〈焙煎玄米コーヒーシロップ〉の材料を混ぜておく
5 〈チーズクリーム〉を作る。
　i　生カシューナッツは水に浸し、よくすすいで水気を切る
　ii　ココナッツオイルを湯せんにかける
　iii　*ii* 以外の材料、カシューナッツもよくすすいで洗い、ブレンダーに入れ、なめらかになるまで混ぜる
　iv　*iii* に *ii* を入れ、軽く混ぜる
6 *2*を半分ずつ型に敷き詰めるか手で 2 つに形成し、〈焙煎玄米コーヒーシロップ〉を半量ずつ垂らして染み込ませたら、〈チーズクリーム〉を半量ずつ乗せ、お皿に移す
7 トッピングには *3* の〈焙煎玄米チョコソース〉をたっぷりとかけ、お好みでカカオパウダー（分量外）を振りかける

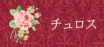 ## チュロス

Ingredient

ズッキーニ（皮を剥き細かく切る）
……1/2 カップ（約 1 本分）
生クルミ……1/2 カップ
アーモンドフラワー……1/8 カップ
フラックスミール……1/4 カップ
レモン汁……大さじ 1
メープルシロップ……大さじ 2
基本のアーモンドミルク（P15 参照）
……25㎖
岩塩……ひとつまみ
サイリウムハスクパウダー……大さじ 1
ココナッツシュガー……大さじ 1
シナモンパウダー……大さじ 1

1. 全ての材料をフードプロセッサに入れて、なめらかになるまで混ぜる
2. 別容器にココナッツシュガーとシナモンパウダーを混ぜておく
3. 1をチュロスの形に細長く伸ばし、2をまぶす
4. ディハイドレーター上段に専用シートを敷き、チュロスを並べ、115°Fで8時間乾燥させ、表面が乾いたら裏返し、115°Fのまま今度は4時間乾燥させる

Arrange

このままでも美味しいチュロスです。カシュークリームやチョコソースを付けるのもオススメ

 ## 王様のブラウニー

Ingredient

生アーモンド……1 カップ
生クルミ……1 カップ
ラムダーク……大さじ 1
バニラエクストラクト……適量
岩塩……ひとつまみ
メープルシロップ……大さじ 2
ドライいちぢく……大さじ 2
デーツ……5 個
カカオパウダー……大さじ 3
焙煎玄米粉……大さじ 4
基本のアーモンドミルク（P15 参照）……100㎖

1. 生アーモンド、生クルミは浸水しておく
2. ドライいちぢくとデーツは細かく刻む
3. 1をよくすすいで水気を切る
4. 2に3とその他の材料をフードプロセッサに入れ、よく混ぜる
5. 冷凍庫に入れ、食べる直前に出して常温で解凍する

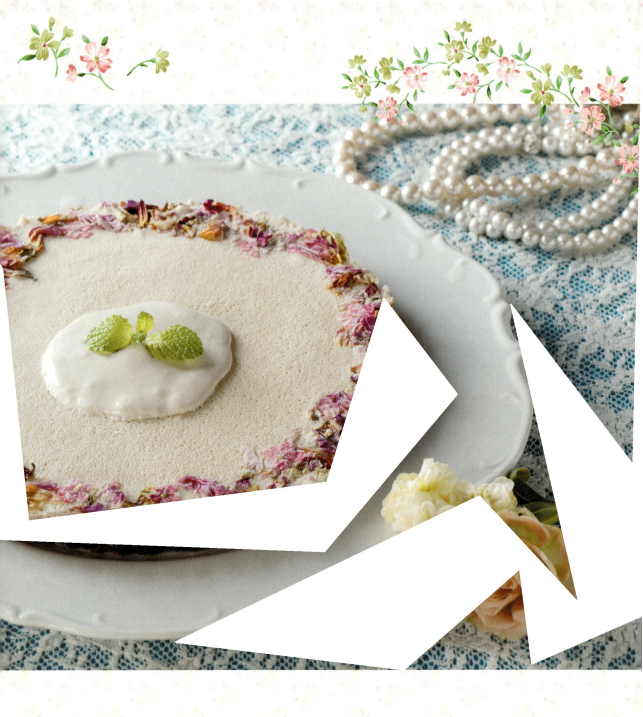

Garden Flower Tart

世界の貴婦人が一同に集う婦人会に招かれるたび、各国の美味しい料理を隈なくチェックされるお妃様。いつかの婦人会で衝撃を受けたというタルトがこちら。花を散らして、見た目も愛らしく。

ガーデンフラワータルト

Ingredient（18cmのタルト型）

〈クラスト〉
生アーモンド……1カップ
（市販のアーモンドパウダーでもOK）
生クルミ……1/2カップ
デーツ（刻む）……20g
メープルシロップ……25㎖
ドライいちぢく（刻む）……30g
焙煎玄米粉……大さじ3
バニラエクストラクト……3滴
カカオニブ……小さじ1

〈チーズクリームフィリング〉
生カシューナッツ……1カップ
基本のアーモンドミルク（P15参照）……100㎖
ココナッツオイル（湯せんする）……50㎖
メープルシロップ……50㎖
レモン汁……25㎖
ピンクソルト……ひとつまみ
バニラエクストラクト……小さじ1/2
酵素ペースト……16g

カシュークリーム（P63「プディング・ド・ポティロン」参照）……適量

1 〈クラスト〉を作る
　i 全ての材料をフードプロセッサに入れ、混ぜる
　ii タルト型に敷き詰め、冷凍庫で1時間ほど凍らせる
2 〈チーズクリームフィリング〉を作る
　i 生カシューナッツは水に浸し、よくすすいで水気を切る
　ii ココナッツオイルを湯せんにかける
　iii *ii*以外の材料、カシューナッツもよくすすいで洗い、ブレンダーに入れ、なめらかになるまで混ぜる
　iv *iii*に*ii*を入れ、軽く混ぜる
　v 冷えたクラストに流し入れ、冷凍庫で凍らせる
3 凍らせている間にP63のカシュークリームを作る
4 *3*とエディブルフラワーで飾りつけをする

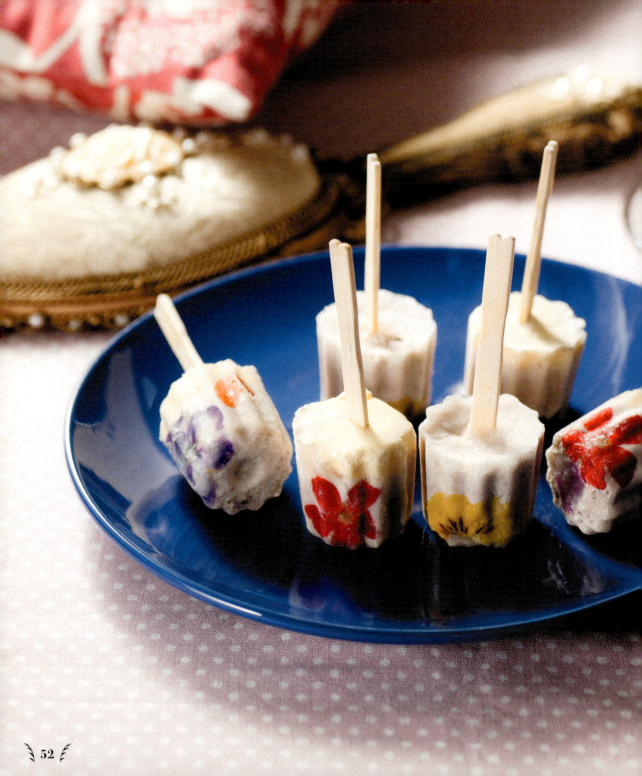

Floral Ice

エディブルフラワーを贅沢に敷き詰め、たくさん並べると花束のよう。アイスクリーム屋のオーナーが奥様に、自分らしく愛を伝える手段として作られたものなのだそう。うらやましいですね。

フラワーアイス

Ingredient（3人分／アイス型6本分）

生カシューナッツ……1カップ
基本のアーモンドミルク（P15参照）……1カップ
バニラエクストラクト……小さじ1
メープルシロップ……1/3カップ
ピンクソルト……ひとつまみ

〈飾り用〉
エディブルフラワー ……10枚ほど

A　白ワイン 60mℓ＋酵素ドリンク 20mℓ
　　もしくは
　　レモン汁 20mℓ＋水 30mℓ＋酵素ドリンク 10mℓ

1 エディブルフラワーに水（分量外）を付けて、型から剥がした時に花が表を向くように型の下の方に貼り付ける。

2 Aのお好きな方を、花の高さまで注ぎ入れ、冷凍室で凍らせる（白ワインの方が少し時間がかかって、1時間半くらい）

3 生カシューナッツは水に浸し、よくすすいで水気を切る

4 その他の材料と*3*をブレンダーに入れ、なめらかになるまで混ぜる

5 *2*を冷凍室から取り出し、*4*を流し入れ再び凍らせる

53

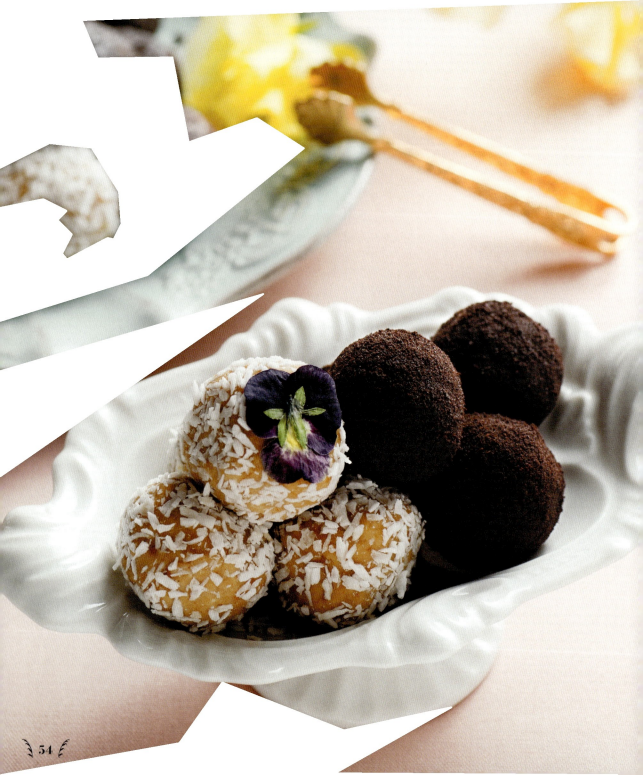

Macaroon Ball

お妃様のために、大きなお口を開けずとも食べられるひとくちサイズに仕上げた王国流のマカロン。
お茶会で会話を止めることなく食べられ、味もシンプルで良いとお褒め頂いた自信作です。

マカロンボール

Ingredient（3人分／12個分）

生クルミ……1/2 カップ
生アーモンド……1 カップ
ココナッツファイン……大さじ 2
ココアパウダー ……大さじ 2
A　レモン汁……小さじ 1
　　フラックスシード……大さじ 2
　　岩塩……ひとつまみ
　　水……100㎖
　　バニラエクストラクト……小さじ 1
B　デーツ……20g
　　ココナッツシュガー ……大さじ 1
C　ドライいちぢく（細かく刻む）……20g
　　メープルシロップ……大さじ 1
　　焙煎玄米粉……1/4 カップ
　　カカオパウダー ……1/8 カップ
　　クローブ……小さじ 1/2
　　シナモンパウダー ……小さじ 1/2

〈飾り用〉
エディブルフラワー ……2 枚

1 生クルミ、生アーモンドは浸水し、使う前に水気を切る

2 *1* をフードプロセッサーで混ぜ合わせ、Aを加え混ぜ、半分に分ける

3 ココナッツマカロンボールを作る。*2* で半分に分けたものにBを加え混ぜ合わせる

4 6 等分に分けたら手で丸め、ココナッツファイン大さじ 2 をまぶす

5 玄米デトックスマカロンボールを作る。残りの *2* にCを加え混ぜ合わせ、同じように 6 等分して手で丸め、ココアパウダー大さじ 2 をまぶす

6 お皿に盛り付け、エディブルフラワー（写真は紫のパンジー）を飾る

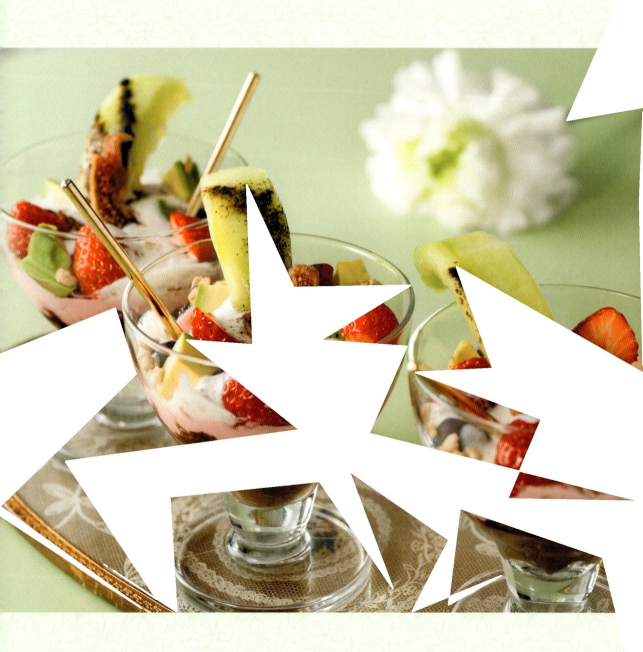

Raw Parfait Fruits Yogurt

お妃様お気に入りのおやつ。食べることが大好きな王妃ですが、美意識の高さも相当なもの。美味しくて、うんとヘルシーで、見た目の華やかさも必要。お友達を招いた時にも決まってお出ししています。

RAW パフェフルーツヨーグルト

Ingredient

〈RAW ヨーグルト〉
(P21「発酵マリネの RAW ヨーグルト」参照)……適量

〈ピンククリーム〉
生カシューナッツ……1 カップ
ビーツ汁……大さじ 2
レモン汁……大さじ 2
メープルシロップ……大さじ 1
ニュートリショナルイースト……小さじ 1
酵素ドリンク……20㎖
ピンクソルト……ひとつまみ
アイリッシュモス（ペースト状に。P61 参照）……大さじ 1

〈焙煎生チョコクリーム〉
バナナ……3 本
アボカド……1/2 個
ドライいちぢく……40g
メープルシロップ……大さじ 2
バニラエクストラクト……3 滴
岩塩……ひとつまみ
焙煎玄米粉……大さじ 2
カカオパウダー……大さじ 2
基本のアーモンドミルク（P15 参照）……1/2 カップ

〈トッピング〉
アボカド……1 個
イチゴ……12 個
メロン……1/8 個
ドライいちぢく……3 個
グラノーラ……大さじ 3
焙煎玄米粉……適量

1 生カシューナッツは水に浸し、よくすすいで水気を切る

2 〈ピンククリーム〉の材料全てをブレンダーに入れなめらかになるまで混ぜる

3 2 を別の容器に入れ、今度は〈焙煎生チョコクリーム〉の材料全てをブレンダーに入れなめらかになるまで混ぜる

4 1、2 を冷蔵庫で 1 時間ほど冷やす

5 冷やしている間に P21「発酵マリネの RAW ヨーグルト」の RAW ヨーグルトを作る

6 〈トッピング〉のフルーツは写真を見本にカット

7 グラスに〈ピンククリーム〉、〈焙煎生チョコクリーム〉、〈RAW ヨーグルト〉の順で交互に入れてゆき、フルーツを飾り焙煎玄米粉とグラノーラを散らす

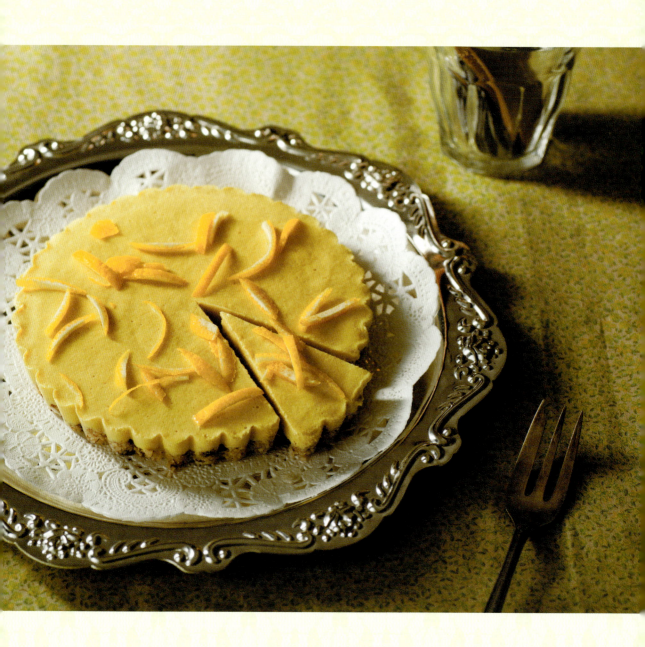

Lemon Cream Ice Tart

こちらも故郷の味のひとつ。御祖母上様が、まだお妃様が幼い頃に遊びに行くと作ってくれていた一品だそうです。当時は少し酸っぱく感じていたけど、大人になった今では最高と鼻高々に語ります。

 ## フローズンレモンクリームタルト

Ingredient（18cm のタルト型）

〈クラスト〉
ココナッツフレーク……1 カップ
生クルミ（浸水）……3/4 カップ
フラックスシード……大さじ 2（なくても OK）
メープルシロップ……大さじ 1
ピンクソルト……ひとつまみ
バニラエクストラクト……3 滴
ドライレーズン……大さじ 2

〈レモンクリームフィリング〉
生カシューナッツ（浸水）……1 と 1/2 カップ
基本のアーモンドミルク（P15 参照）……80㎖
ピンクソルト……ひとつまみ
ココナッツミルク……20㎖
ニュートリショナルイースト……大さじ 1
レモン汁……20㎖
ターメリック……小さじ 1
ココナッツオイル（湯せんする）……20㎖
酵素ドリンク……20㎖

〈飾り用〉
レモンの皮……1 個分

1 〈クラスト〉の材料を全てフードプロセッサに入れ混ぜる

2 タルト型に敷き詰め、冷凍室で 1 時間ほど凍らせる

3 〈レモンクリームフィリング〉の材料を全てブレンダーに入れ、なめらかになるまで混ぜる

4 *2* に *3* を流し入れ、レモンの皮のスライスを散らして、冷凍室で一晩凍らせる

Wine Sachertorte

お妃様のご趣味はオーケストラ鑑賞。時々、王様を連れてお忍びでコンサートに出掛けます。その帰りにパティスリーに寄るのがお決まりで、このヘルシーなザッハトルテを食べるのが王様にとってのお楽しみ。

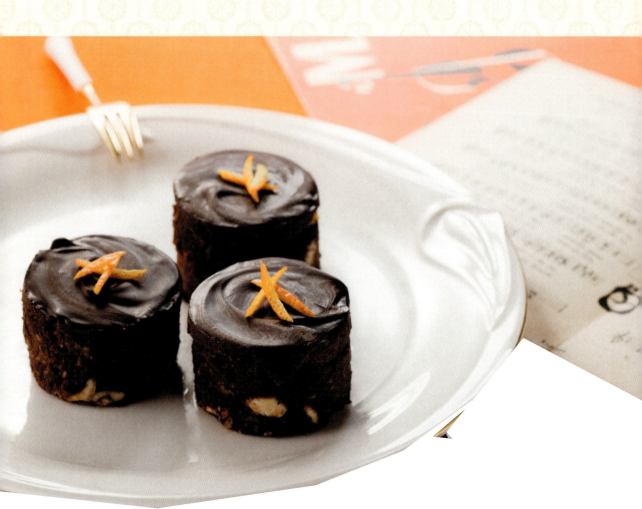

赤ワインのザッハトルテ

Ingredient（3人分／直径10cmの丸型3個分）

〈スポンジ〉
A　ココナッツパウダー……1/2 カップ
　　アーモンドパルプ……2 カップ
　　ココナッツシュガー……大さじ2
　　カカオパウダー……1/2 カップ
　　焙煎玄米粉……1/4 カップ
B　デーツ……5 個
　　バニラエクストラクト……小さじ1
　　アイリッシュモスペースト……大さじ2
　　（またはサイリウムパウダー……小さじ1）
　　リンゴ……40g
　　メープルシロップ……大さじ1
　　ココナッツオイル（湯せんする）……10㎖

〈赤ワインレーズンジャム〉
ズッキーニ……1/3 カップ
赤ワイン……20㎖
メープルシロップ……小さじ1
ドライレーズン……1/8 カップ
バニラエクストラクト……2～3 滴
ピンクソルト……ひとつまみ
ココナッツオイル（湯せんする）……1/8 カップ

〈RAW チョコレート〉
C　ルクマパウダー……大さじ1
　　カカオパウダー……100g
　　カカオバター……200g
D　メープルシロップ……150g
　　バニラビーンズ……20cm ほど
　　またはバニラエクストラクト……大さじ1
　　岩塩……ひとつまみ
　　氷……適量

〈飾り用〉
レモンの皮（スライス）……1/2 個分

1　〈赤ワインレーズンジャム〉を作る
　i　ズッキーニの皮を剥いて細かく切る
　ii　ココナッツオイル以外の材料と *i* をブレンダーに入れなめらかになるまで混ぜる
　iii　ココナッツオイルを加えさらによく混ぜる
　iv　冷蔵庫で1時間冷やし固める
2　型にクッキングシートを敷いておく
3　Aの材料をボウルに入れて手でよく混ぜながらこねる
4　Bの材料を全てブレンダーに入れなめらかになるまで混ぜる
5　*4* を *3* に入れてよく混ぜ合わせ、半量を *2* の型にしっかり敷き詰める
6　*1* のジャムを *5* に流し入れる
7　*5* の残りの半量を *6* の上に敷き詰める
8　〈RAW チョコレート〉をテンパリングする※
　i　Cの材料をフードプロセッサで細かくしてボウルに移し湯せんにかける
　ii　48℃を保ちながらDを加え溶かしてゆく
　iii　別のボウルに冷水を用意し、*ii* をつけ混ぜながら28℃まで温度を下げる
　iv　別のボウルに熱湯を用意し、*iii* をつけ混ぜながら33℃まで温度を上げる
9　*8* を *7* の表面にコーティングし、冷蔵庫で固める
10　固まったら、レモンの皮をトッピングする

Memo

アイリッシュモスペーストは代替品でもOK(P4参照)。用意できる場合はよくすすいでから一晩浸水させ、翌朝再びよくすすぎ洗いをし、ブレンダーでペースト状にします。

※ テンパリングとは、チョコレートをおいしく美しく結晶化させるための工程。テンパリングすることで保管中に白い結晶が生じたり劣化しにくく、ツヤツヤで口どけの良いチョコレートが出来上がります。

61

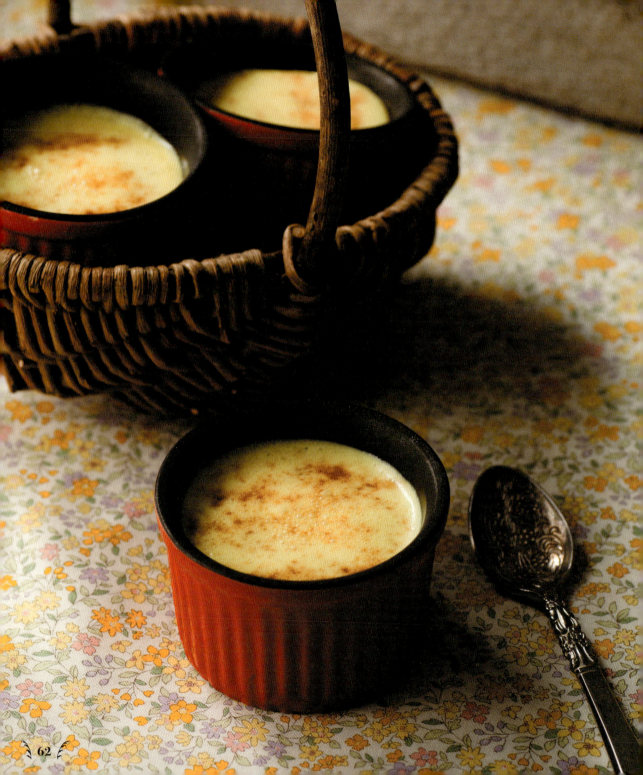

Pudding de Potiron

お妃様が美食家にお育ちになったのは、母上様の作る料理が美味しかったからこそ。おやつには、よく手作りスイーツを作ってくれたそうです。お妃様とママンとの思い出のプディングをどうぞ。

プディング・ド・ポティロン
かぼちゃのクリームプリン

Ingredient（7cm のプリン型 3 個分）

〈かぼちゃプリン〉
生かぼちゃ……260g
基本のアーモンドミルク（P15 参照）……220㎖
チアシード（30 分浸水）……大さじ 2
バニラエクストラクト……小さじ 2
シナモンパウダー……小さじ 1
ナツメグ……小さじ 1
ターメリック……小さじ 1
レモン汁……小さじ 1
メープルシロップ……大さじ 1 と 1/2
岩塩……ひとつまみ

〈玄米カラメルソース〉
焙煎玄米粉……大さじ 1
水……50㎖
メープルシロップ……大さじ 1 と 1/2
※全て混ぜ合わせておく

〈カシュークリーム〉
生カシューナッツ……1/2 カップ
レモン汁……小さじ 1 と 1/2
バニラエクストラクト……小さじ 1/2
またはバニラビーンズ……5cm ほど
水……30㎖
メープルシロップ……大さじ 1

1　〈カシュークリーム〉を作る
　　ⅰ　生カシューナッツは水に浸し、よくすすいで水気を切る
　　ⅱ　ⅰと他の材料をブレンダーに入れ、なめらかになるまで混ぜる
2　1を冷蔵庫で冷やし固めておく
3　かぼちゃを蒸し器で 20 分ほど蒸す
4　2、〈かぼちゃプリン〉の材料（チアシード以外）を全てブレンダーに入れ、なめらかになるまで混ぜる
5　4にチアシードを加え混ぜる
6　5をココットに流し入れ、一晩冷蔵庫で冷やす

Advice

〈玄米カラメルソース〉はお好みの量をかけて召し上がってください

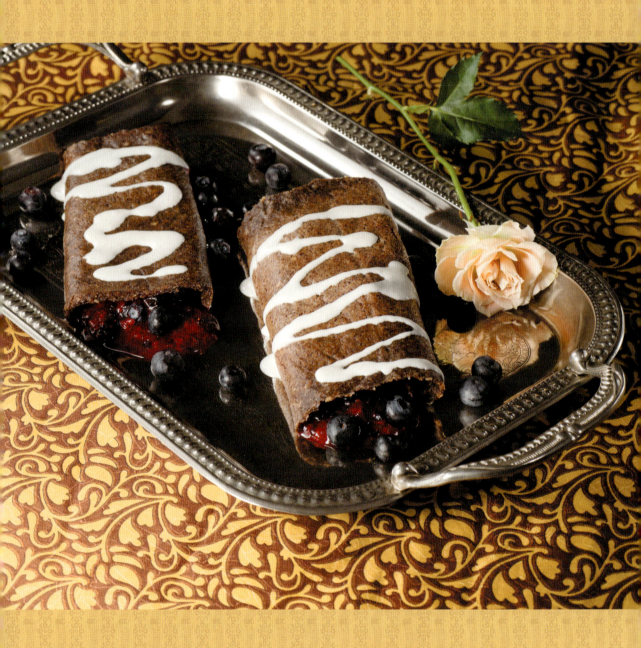

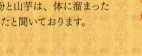

Mama's Favorite Crepe

甘さ控えめでお食事として召し上がるのにうってつけ。皮に使った焙煎玄米粉と山芋は、体に溜まった余分なものを出してくれるWパワー。お妃様の母上様のブランチの定番だったと聞いております。

ママンのお気に入りクレープ
ベリージャムクレープ

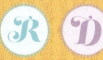

Ingredient（生地1枚分）

〈クレープの生地〉
生カシューナッツ……1カップ
バナナ……1本
焙煎玄米粉……大さじ1
フラックスシード……50g
メープルシロップ……小さじ1
水……100㎖
ピンクソルト……ひとつまみ
レモン汁……大さじ1
バニラエクストラクト……小さじ1/2
山芋（すりおろす）……200g

〈ジャム〉
イチゴ……100g
ブルーベリー……50g
ラズベリー……50g
酵素ドリンク……15㎖
水……30㎖
メープルシロップ……大さじ1
リキュール……適量（なくてもOK）

〈カシュー生クリームソース〉
生カシューナッツ……1/2カップ
レモン汁……大さじ1
岩塩……ひとつまみ
メープルシロップ……大さじ2
バニラビーンズ……1cm
アーモンドミルク……60㎖
ココナッツオイル（湯せんする）……30㎖

1 〈クレープの生地〉を焼く
  i 生カシューナッツは水に浸し、よくすすいで水気を切る
  ii 残りの材料と *i* をブレンダーに入れなめらかになるまで混ぜる
  iii ディハイドレーターのトレーに専用シートを敷き、その上に *ii* を2〜3mmの厚さになるように広げ、115°Fで3時間様子を見る
  iv 表面が乾いてきたら温度を105°Fにしてさらに乾燥させ、シートからはがれるようになったら裏返しにして、同じ作業を繰り返す

2 〈カシュー生クリームソース〉を作る
  i 生カシューナッツは水に浸し、よくすすいで水気を切る
  ii ココナッツオイル以外の材料と *i* の材料をミキサーに入れ、なめらかになるまで混ぜる
  iii *ii* にココナッツオイルを加え、軽く混ぜて冷蔵庫で1時間ほど冷やす

3 〈ジャム〉を作る
  i ブルーベリー以外の材料をブレンダーに入れ、混ぜたらボウルに移す
  ii ブルーベリーを加え、混ぜる

4 クレープの生地を広げ、ジャムを包んで〈カシュー生クリームソース〉をかける

Rose Brown Cake

味はもちろん、料理に可愛らしさをお求めになるお妃様のための、キュートな色使いのケーキ。
ローズヒップの酸味とチョコのマイルドさのマリアージュはお妃様のハートを鷲掴みにしました。

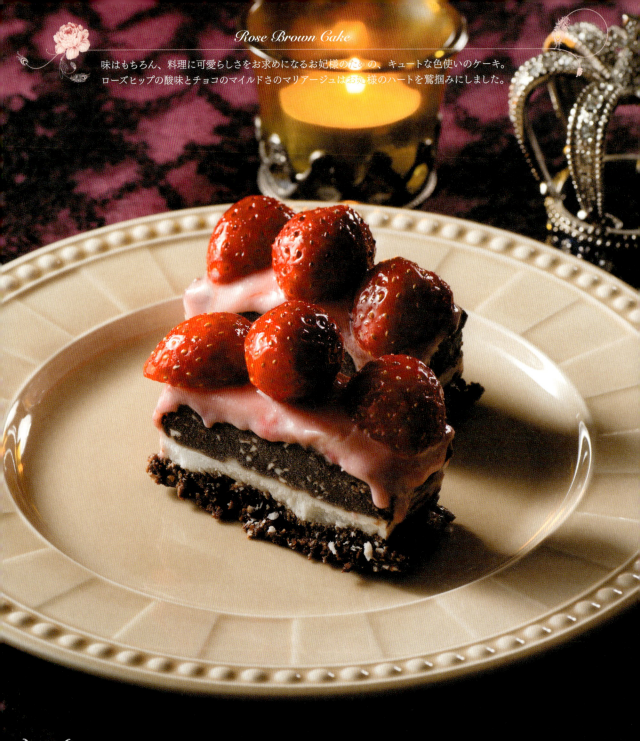

王妃が愛したローズとブラウンのケーキ

Ingredient（2切れ分）

〈生チョコクラスト〉
生アーモンド……1カップ
デーツ……50g
ドライいちぢく……50g
水……20㎖
ピンクソルト……ひとつまみ
焙煎玄米粉……大さじ2
カカオパウダー……大さじ1

〈ミルククリーム〉
ココナッツミルク……25㎖
ココナッツオイル……15㎖
生カシューナッツ（浸水）
……1/2カップ
メープルシロップ……大さじ1
バニラビーンズ……1cm

〈ローズクリーム〉
ココナッツミルク……20㎖
ココナッツオイル……20㎖
生カシューナッツ……1カップ
メープルシロップ……大さじ1と1/2
ビーツ汁……大さじ1
イチゴ……50〜60g
バニラエクストラクト……3滴
ローズヒップティー
（濃いめに煎れて冷ます）……20㎖

1 〈生チョコクラスト〉を作る。全ての材料をフードプロセッサで混ぜて、ケーキ型に半分の量を敷き詰める

2 〈ミルククリーム〉を作る
　i 生カシューナッツは水に浸し、よくすすいで水気を切る
　ii ココナッツオイルを湯せんにかける
　iii *ii* 以外の材料をブレンダーに入れ、なめらかになるまで混ぜる
　iv *iii* に *ii* を入れ、なめらかになるまで混ぜる

3 〈ローズクリーム〉を作る
　i 生カシューナッツを浸水させる
　ii ココナッツオイルを湯せんにかける
　iii *ii* 以外の材料、カシューナッツもよくすすいで洗い、ブレンダーに入れ、なめらかになるまで混ぜる
　iv *iii* に *ii* を入れ、なめらかになるまで混ぜる

4 *1* の上に *2* を流し、1時間くらい冷凍室で冷やし固める

5 固まったら、*1* の残りの生チョコクラストを敷き詰め、その上に *3* を流し、再び冷凍庫で1時間くらい冷やし固める

6 固まったら、イチゴを飾り付ける。たっぷり乗せるとゴージャス。

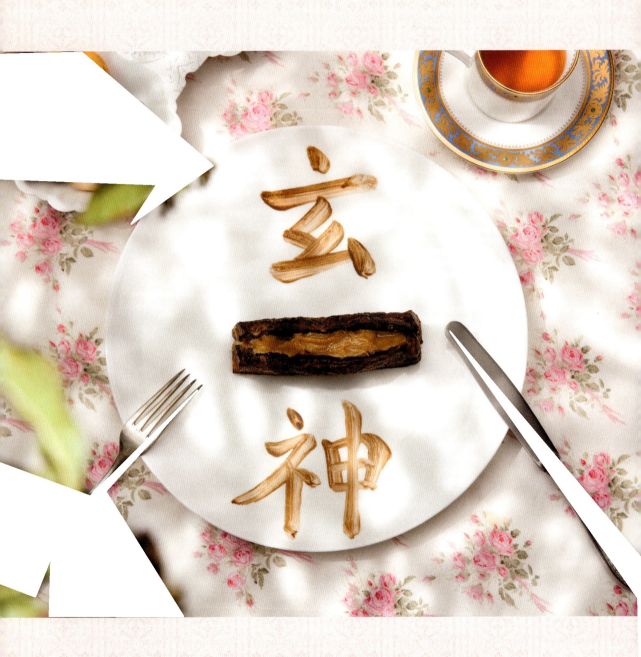

Genshin Toast French Style

玄神とは、玄米を黒くなるまで炒ったもので、体に溜まった余分なものを出し、健康に良いとされ重宝されてきたもの。王様のご趣味の書道テイストをプラスし、シンプルなお皿が芸術品に早変わり。

玄神フレンチトースト風

Ingredient
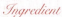

〈発酵アップルクリーム〉
生カシューナッツ……1/2 カップ
リンゴ……1/2 個
ドライレーズン……大さじ 1
シナモンパウダー……小さじ 1
メープルシロップ……大さじ 1
酵素ペースト……8g

〈フレンチトースト〉
ココナッツミルク……100㎖
基本のアーモンドミルク（P15 参照）……100㎖
メープルシロップ……25㎖
焙煎玄米粉……大さじ 2
グルテンフリーの食パン……1 枚

〈焙煎玄米の墨〉
焙煎玄米粉……大さじ 1
水……30㎖
メープルシロップ……大さじ 1/2
※全て容器に入れ、混ぜておく

デコレーション用の筆

1 〈発酵アップルクリーム〉を作る。生カシューナッツは水に浸し、よくすすいで水気を切る

2 *1*と他の材料をブレンダーに入れなめらかになるまで混ぜる

3 〈フレンチトースト〉の準備。食パン以外の材料をよく混ぜる

4 四角型容器に*3*を流し入れ、半分に切った食パンを裏返しながら 15 分ほど漬け込む

5 〈焙煎玄米の墨〉を筆に付け写真を参考にアートしましょう。お好きな文字で構いません。

6 文字を書いたあとに*4*をひとつ取り出し、*2*のクリームを塗り、もうひとつの食パンとサンド

7 お皿の中央にパンを乗せ、ナイフで切りながら召し上がる

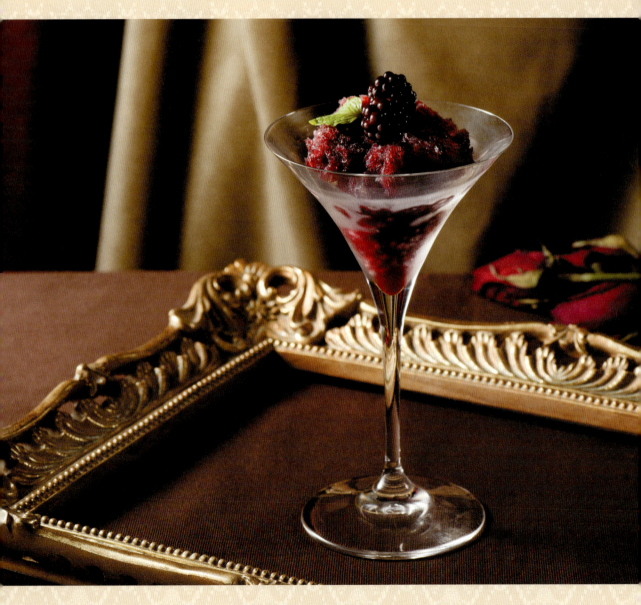

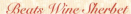

Beats Wine Sherbet

ディナーの後にデザートを召し上がることは日常的ですが、王様の場合は就寝前に甘いものを召し上がることもしばしば。寝酒の代わりと、最近はワインを使ったこちらのシャーベットがお気に入り。

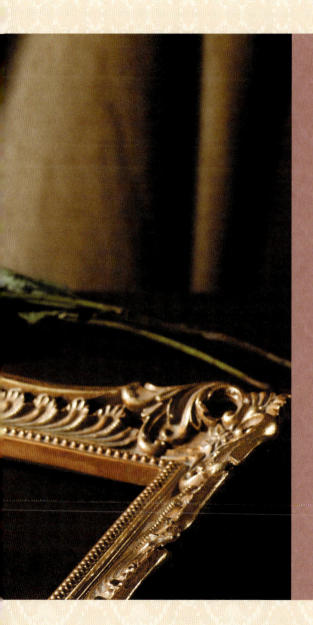

ビーツ赤ワインシャーベット

Ingredient（2人分）

赤ワイン……340mℓ
ビーツ（スライス）……10枚
酵素ドリンク……60mℓ
レモン汁……小さじ2
メープルシロップ……小さじ4
炭酸水……1人分 100mℓ

〈飾り用〉
ミント葉……2枚ずつ
ラズベリー……1〜2個ずつ

1 炭酸水以外の材料を全てブレンダーに入れ、軽く混ぜる

2 1に炭酸水を注ぎ、冷凍室でシャーベット状になるまで4〜5時間ほど凍らせる

3 食べごろになったらスプーンでほぐし、グラスによそって飾りつけをする

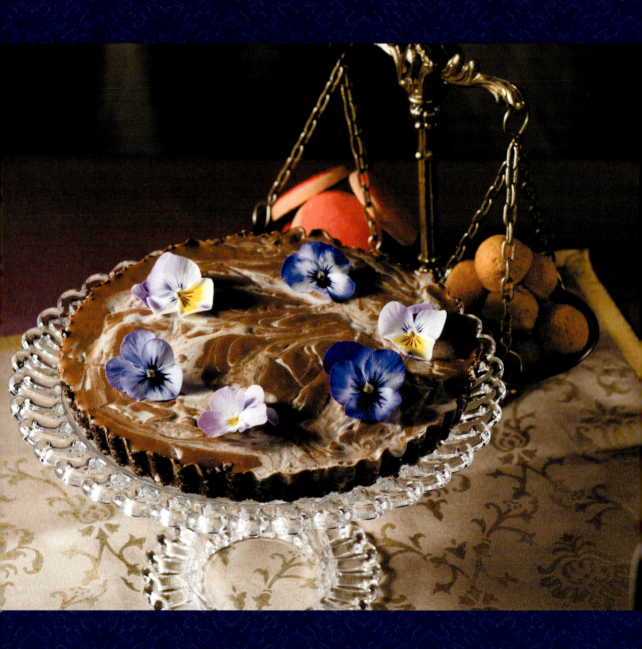

Midnight Liqueur Tart

王様には生涯独身を貫き、美食家としても有名なご兄弟がいらっしゃいます。その弟が非常に好んで召し上がったタルト。甘さはうんと控えめで、それでいて噛むたびにしっかりとした香りがお口に広がります。

 ## 真夜中のリキュールタルト

Ingredient（18cmのタルト型）

〈クラスト〉
生アーモンド（ミルで挽く）……1カップ
生ヘーゼルナッツ（ミルで挽く）……1/2カップ
メープルシュガー ……40g
カカオパウダー ……30g
メープルシュガー ……大さじ1
（またはメープルシロップ……大さじ2）
ドライレーズン……1/4カップ

〈フィリング〉
生カシューナッツ……1カップ
カカオバター（湯せんする）……80g
カカオパウダー ……大さじ2
焙煎玄米粉……大さじ3
ブルーアガベシロップ……25㎖
基本のアーモンドミルク（P15参照）……100㎖
岩塩……ひとつまみ
酵素ペースト……16g
カルーアキュール……20㎖

〈マーブルミルククリーム〉
ココナッツミルク……40㎖
メープルシロップ……大さじ1
バニラエクストラクト……3滴
※混ぜておく

〈飾り用〉
エディブルフラワー（パンジー）……6枚

1 〈クラスト〉を作る
　i ボウルに全ての材料を入れ、手でこねて混ぜ合わせる
　ii タルト型に敷き詰め、冷凍室で1時間くらい凍らせる
2 〈フィリング〉を作る
　i 生カシューナッツは浸水し、よくすすいで洗う
　ii *i* とフィリングの他の材料を全てブレンダーに入れなめらかになるまで混ぜる
3 クラストに *2* を流し入れ、〈マーブルミルククリーム〉を6か所ほど垂らし、細い棒状のものでマーブル模様を作り、すぐに冷凍室に入れ一晩凍らせる
4 食べる直前にエディブルフラワーを飾り付ける

Eddie's Muffin

月に1度行う、お庭でのティーパーティー。王宮のヘルシーなスイーツは来客の皆さんも楽しみにしてくれています。お妃様が嫁がれた頃からの召し使いであるエディーおばさんが教えてくれたレシピ。

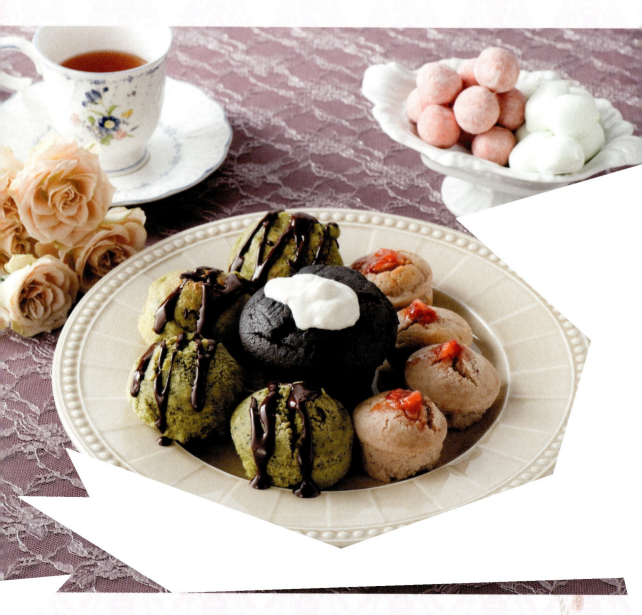

エディーおばさんのマフィン

 ## 基本のグルテンフリーマフィン

Ingrédients

〈ドライ〉
米粉……3/4 カップ
コーンミール……1 カップ
ココナッツシュガー……大さじ 4
ベーキングパウダー（アルミニウムフリー）
……小さじ 1/2
ピンクソルト……小さじ 1/4
バニラエクストラクト……小さじ 1/2

〈ウェット〉
基本のアーモンドミルク（P15 参照）
……1 カップ
フラックスシードオイル……25㎖
レモン汁……小さじ 2

ココナッツオイル……小さじ 1

1 オーブンを 180℃に予熱。マフィン型にココナッツオイルを塗っておく

2 〈ドライ〉の材料をボウルに入れて軽く混ぜ合わせておく

3 〈ウェット〉の材料も別のボウルに入れ混ぜ合わせておく

4 *2* に *3* を少しづつ加えながら混ぜ合わせる

5 *4* を *1* に流し込み、オーブンを 20～30 分にセットして焼く。竹串などを刺して生地が付かなくなれば OK

Arrange

 ### 黒ゴマと焙煎玄米のマフィン

基本のグルテンフリーマフィンの *2* の工程〈ドライ〉に
黒ゴマ大さじ 2、焙煎玄米粉大さじ 1
を加えます。あとは基本のグルテンフリーマフィンと同じように。
※ P63 のカシュークリームを添えると一層おいしく召し上がれます

 ### ベジタブルマフィン

基本のグルテンフリーマフィンの *3* の工程〈ウェット〉に
サラダほうれん草 1 束、抹茶パウダー大さじ 2
を加え、ブレンダーでなめらかになるまで混ぜる。あとは基本のグルテンフリーマフィンと同じように作る
※ P17 の〈焙煎玄米チョコソース〉をかけると、一層おいしく召し上がれます

 ### ベリーマフィン

基本のグルテンフリーマフィンの *2* の工程〈ドライ〉に
ベリーパウダー大さじ 2、ビーツ汁大さじ 1
を加えます。あとは基本のグルテンフリーマフィンと同じように。最後に下記の〈イチゴソース〉をトッピングする。

 ### イチゴソース

フレッシュイチゴ 100g、メープルシロップ大さじ 1 をブレンダーで軽く混ぜる

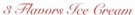

3 Flavors Ice Cream

特に親しかったお友達の好きなフレーバー3種。エリーが好きだったのは焙煎チョコミント、アデーレはエスプレッソチョコ、ロザリーはモンキーチップ。お妃様にとって掛け替えのない思い出の味です。

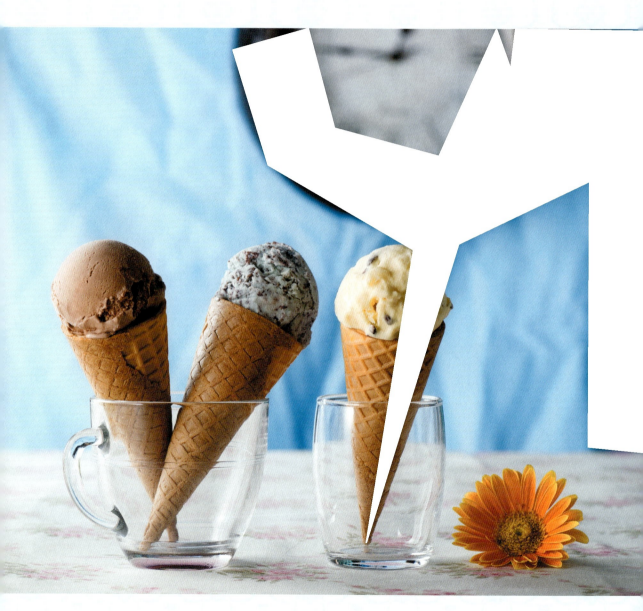

モンキーチョコチップ・アイスクリーム

Ingredient（2カップ分）

生カシューナッツ……1カップ
基本のアーモンドミルク（P15参照）……1カップ
バニラビーンズ……10cmほど
メープルシロップ……1/3カップ
ココナッツオイル（湯せんする）……1/4カップ
RAWスイートニブ……大さじ2

1. 生カシューナッツは水に浸し、よくすすいで水気を切る
2. RAWスイートニブ以外の材料と1をブレンダーに入れ、なめらかになるまで混ぜる
3. 2にRAWスイートニブを加え、ざっくり混ぜる
4. アイスクリーマーに入れて、冷凍室で冷やし固める
5. アイスクリーマーがない場合、保存容器に移し冷凍室に入れ1～2時間おきにスプーンなどでかき混ぜる作業を3回ほど繰り返す

ミントチョコチップ・アイスクリーム

Ingredient（2カップ分）

生カシューナッツ……1カップ
基本のアーモンドミルク（P15参照）……1カップ
バニラビーンズ……10cmほど
メープルシロップ……1/3カップ
ココナッツオイル（湯せんする）……1/4カップ
フレッシュミント……1カップ
カカオニブ……大さじ2
岩塩……ひとつまみ

1. 生カシューナッツは水に浸し、よくすすいで水気を切る
2. カカオニブ以外の材料と1をブレンダーに入れ、なめらかになるまで混ぜる
3. 2にカカオニブを加え、ざっくり混ぜる
4. アイスクリーマーに入れて、冷凍室で冷やし固める
5. アイスクリーマーがない場合、保存容器に移し冷凍室に入れ1～2時間おきにスプーンなどでかき混ぜる作業を3回ほど繰り返す

焙煎玄米デトックスチョコ・アイスクリーム

Ingredient（2カップ分）

生カシューナッツ……1カップ
基本のアーモンドミルク（P15参照）……1カップ
バニラエクストラクト……小さじ1
メープルシロップ……1/3カップ
ココナッツオイル（湯せんする）……1/4カップ
焙煎玄米粉……大さじ1
カカオパウダー……大さじ1

1. 生カシューナッツは水に浸し、よくすすいで水気を切る
2. 残りの材料と1をブレンダーに入れ、なめらかになるまで混ぜる
3. アイスクリーマーに入れて、冷凍室で冷やし固める
4. アイスクリーマーがない場合、保存容器に移し冷凍室に入れ1～2時間おきにスプーンなどでかき混ぜる作業を3回ほど繰り返す

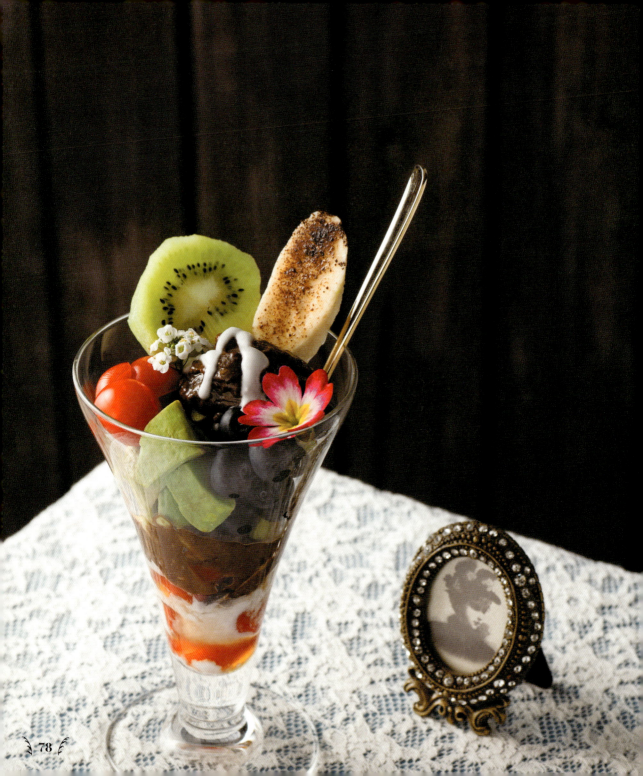

Coco Style Parfait

お妃様の幼馴染でもある親友のココさんは、我が王宮にもレシピ考案してくださるほどのお料理上手。彼女発案の、味も美容への作用も追求した欲張りなパフェはお妃様の大のお気に入り。

ココスタイルパフェ

Ingredient（12 個分）

〈トマトとアボカドのマリネ〉
プチトマト……8 個
アボカド……1/2 個
酵素ドリンク……30ml

〈焙煎生チョコクリーム〉（P57 参照）……適量

〈RAW グラノーラ〉
ひまわりの種……1/4 カップ
生クルミ……1/4 カップ
生アーモンド……1/4 カップ
ココナッツシュガー……大さじ 1
ピンクソルト……ひとつまみ
ドライレーズン……1/2 カップ
焙煎玄米粉……大さじ 1

〈ココナッツクリームソース〉
オーガニックココナッツクリーム……大さじ 2
バニラエクストラクト……3 滴
メープルシロップ……大さじ 1
レモン汁……小さじ 1

〈トッピング〉
ブルーベリー…10 個
キウイ（スライス）……2 枚
バナナ……1/2 本
クルミ……適量
エディブルフラワー……2 枚

1. プチトマトは半分に、アボカドはサイコロ状にカットし、〈トマトとアボカドのマリネ〉の材料を全て合わせ、20 分漬け込む
2. P57「RAW パフェフルーツヨーグルト」を参照し、〈焙煎生チョコクリーム〉を作る
3. 〈RAW グラノーラ〉の材料を、フードプロセッサで細かく砕く
4. 〈ココナッツクリームソース〉の材料をブレンダーに入れ軽く混ぜ合わせる
5. 写真を参考に〈トッピング〉のフルーツをカットし、パフェグラスに盛り付ける

Vanilla Ice & Macaroon Ice

上流家庭のお嬢様方に人気のアイスクリームショップの人気メニューを
オーナー公認でご紹介します。美意識の高いお嬢様方ですから、
もちろんヘルシー。まずはお店のスタンダードからどうぞ。

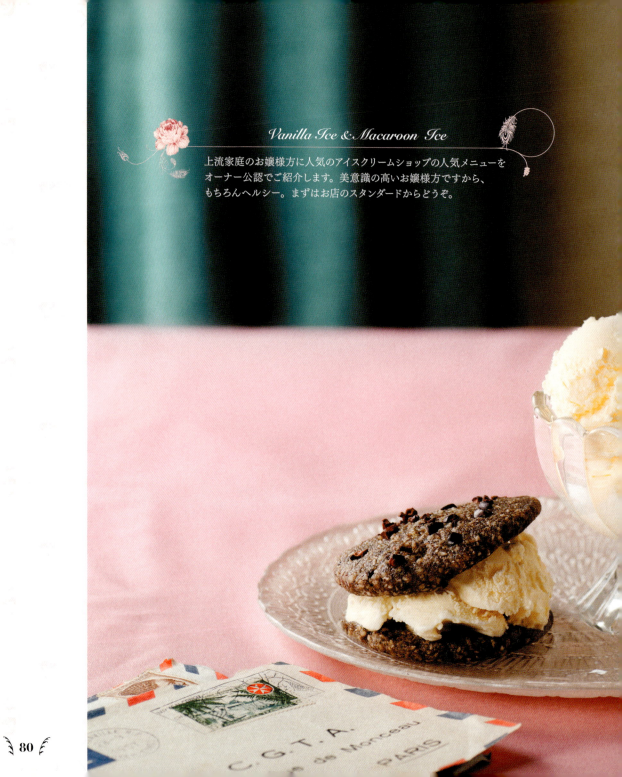

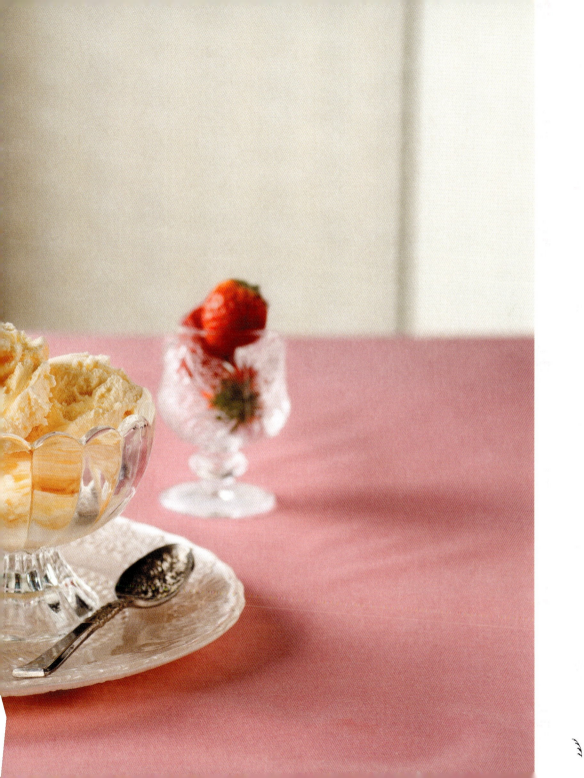

ヴァニラアイスクリーム

Ingredient（2カップ分）

生カシューナッツ……1カップ
ルクマパウダー……大さじ1
バニラパウダー……大さじ1
水……1カップ
メープルシロップ……1/3カップ
バニラビーンズ……10cmほど
ココナッツオイル（湯せんする）……1/4カップ

1 生カシューナッツは水に浸し、よくすすいで水気を切る
2 バニラビーンズは包丁の背で中身をこそぎ出す
3 残りの材料と*1*、*2*をブレンダーに入れ、なめらかになるまで混ぜる
4 アイスクリーマーに入れて、冷凍室で冷やし固める
5 アイスクリーマーがない場合、保存容器に移し冷凍室に入れ1～2時間おきにスプーンなどでかき混ぜる作業を3回ほど繰り返す

マカロンクリームサンド・アイスクリーム

Ingredient（3個分）

〈焙煎チョコレートマカロン〉
生カシューナッツ……1/2カップ
ココナッツパウダー……1/2カップ
メープルシロップ……大さじ2
水……25㎖
バニラエクストラクト……小さじ1
岩塩……ひとつまみ
アーモンドフラワー……1/2カップ
A　カカオパウダー……1/8カップ（25㎖）
　　焙煎玄米粉……1/8カップ（25㎖）
　　カカオニブ……大さじ1

ヴァニラアイスクリーム……適量

1 生カシューナッツは水に浸し、よくすすいで水気を切る
2 A以外の材料をフードプロセッサに入れて混ぜる
3 Aを*1*に加えてさらによく混ぜる
4 *3*で直径5cmほどの楕円形に成形し、上にカカオニブを飾る
5 *4*をデイハイドレーター115°Fで半日くらいかけてじっくりと乾燥させる（シート不要）
6 乾燥したら取り出し、ヴァニラアイスクリームをはさむ

Chapter 4

Japanese Meal & Sweets

和食と甘味

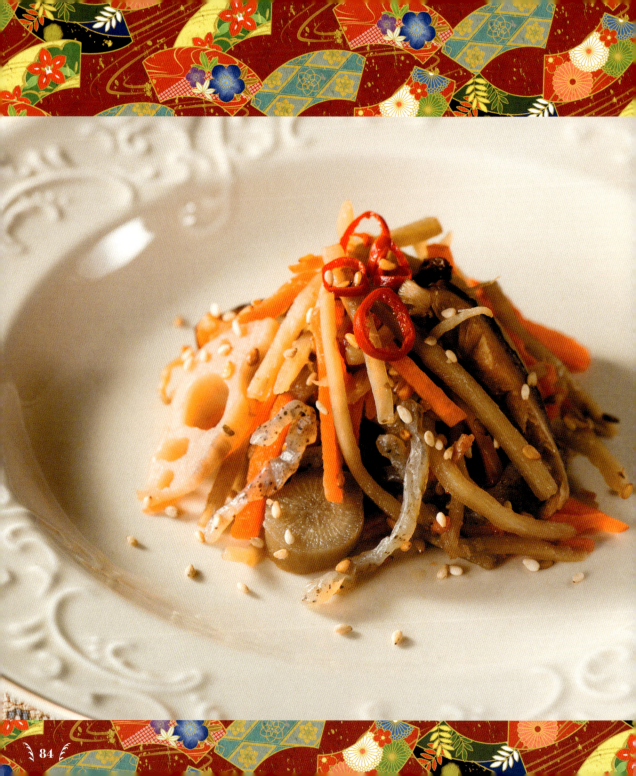

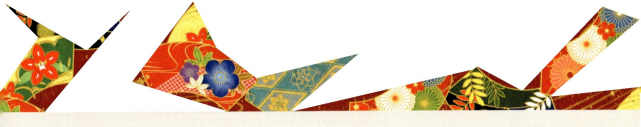

Monsieur Sakata

日本食を取り入れるため、日本に渡った王様。護衛兼案内役に就いた一人の男性に教えてもらった
きんぴらがワインに合うサラダのようだとお気に召し、帰国後、案内役の男性の名を付けて再現しました。

ムッシュ・サカタ
RAW きんぴらごぼう

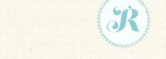

Ingredient（2人分）

ごぼう……110g
ニンジン……80g
れんこん……80g
サラダ用エリンギ……中1本
岩塩……小さじ1/2
カルダモン……小さじ1
メープルシロップ……大さじ1
醤油……大さじ1
ごま油……小さじ1
鷹の爪（輪切りにする）……1本（お好みで）

〈飾り用〉
お好みで白ごま……適量

〈チアシードドレッシング〉
水……40㎖
チアシード……大さじ1
白ごまペースト……小さじ1
根昆布粉末……小さじ1
醤油……小さじ1

1 ごぼう、ニンジン、れんこん、エリンギを細切りにする

2 岩塩で *1* を塩もみし、残りの材料と混ぜ合わせる

3 〈チアシードドレッシング〉を作る。

 i 水にチアシードを入れ30分ほどふやかす

 ii 30分したら残りの材料を入れ、混ぜる

4 *2* をお皿に盛り付け、*3* をかけ、飾りの白ごまを散らす

Arrange

このレシピは少し辛め。辛いものが苦手な方は鷹の爪を
減らすか、なくてもOK。サラダ用のエリンギが入手でき
なかった場合、エリンギは軽く加熱して使用してください。

Yam Steak

日本で修行したシェフが発案したディナーメニュー。白ワインにとっても合います。山芋は精力が付くということで使用人たちにも振る舞われた人気料理で、実は子孫繁栄にも一役買った一品なのです。

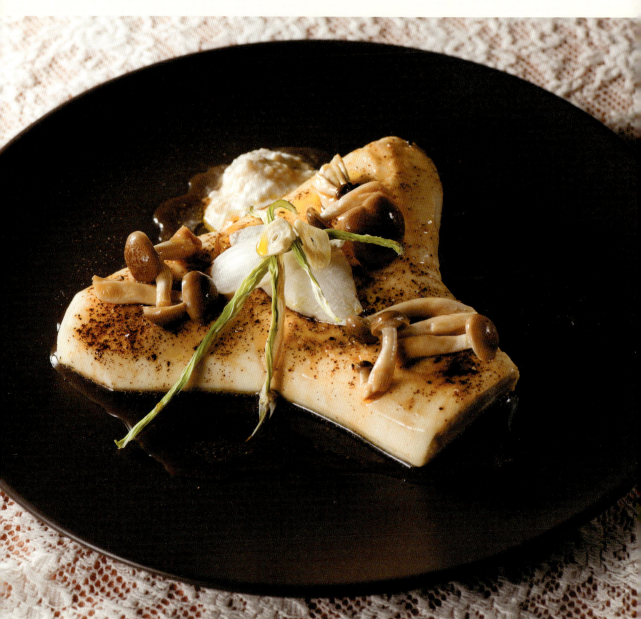

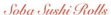

Soba Sushi Rolls

日本フリークで食通の王様。お蕎麦もかなりの好物で、ソバ打ち職人を日本から招くこともしばしば。特にパーティーの時には、食べやすくアレンジされたこのソバロールを片手にお喋りが弾みます。

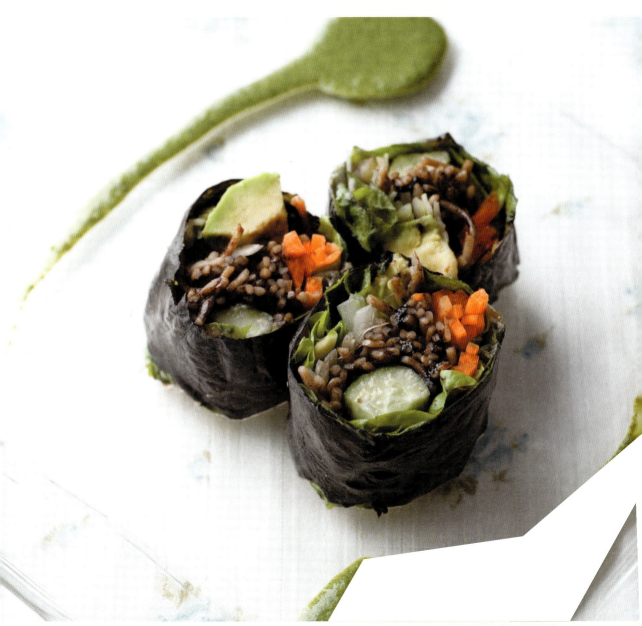

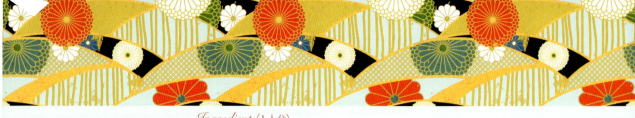

Ingredient（1人分）

 ## 山芋ガーリックステーキ

Ingredient（2人分）

山芋……1個
しめじ……20g
A　ブルーアガベシロップ……25㎖
　　醤油……50㎖
　　ニンニク（すりおろし）……大さじ1
　　ショウガ（すりおろし）……1cm分
　　岩塩……ひとつまみ
B　亜麻仁オイル……20㎖
　　岩塩……ひとつまみ
　　ブラックペッパー……小さじ1

〈サワークリーム〉
生カシューナッツ……1/2カップ
レモン汁……1/2個分
リンゴ酢……小さじ3/4
メープルシロップ……小さじ1/2
ガーリックパウダー……小さじ1/2
オニオンパウダー……小さじ1/2
岩塩……ひとつまみ

〈飾り用〉
玉ねぎ（スライス）……1/8個
ニンニク（スライス）……1かけ

1　飾り用の玉ねぎ、ニンニクをそれぞれスライスし、ディハイドレーターで一晩乾燥させる（市販のドライ品を使ってもOK）

2　Aの材料をボウルに入れてよく混ぜ、山芋としめじを30分以上漬け込む

3　漬け込んでいる間にサワークリームを作る
　　i　生カシューナッツを浸水させ、水気を切る
　　ii　残りの材料と*i*をブレンダーに入れ、なめらかになるまで混ぜる

4　2をお皿に盛り付ける

5　Bの材料を容器に入れよく混ぜて4にかけ、1をトッピングする。〈サワークリーム〉はお皿に添える

Arrange

しめじは、少しでも体調が優れない時や胃腸の弱い方はレンジなどで加熱してからAに漬け込んでください

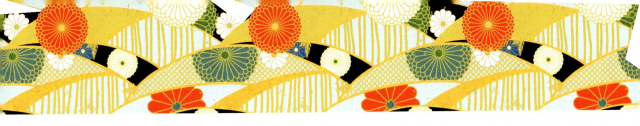

焙煎玄米ソバロール寿司

Ingredient（2人分）

ソバ（できれば十割）……2束（200g）
リンゴ酢……小さじ1
焙煎玄米粉……大さじ4
岩塩……ひとつまみ
寿司海苔……2枚
アボカド……1個
ニンジン……1本
きゅうり……1本
サニーレタス……4枚
サラダ菜……4枚
小口ネギ……6本

〈タレ〉
タヒニ……大さじ2
白みそ……大さじ1
醤油……小さじ1
ブルーアガベシロップ……小さじ1
※混ぜておく

〈ワサビソース〉
ワサビ……適量
アボカド……1/2個
※ブレンダーで混ぜておく

1 ソバの表示に従い適度な柔らかさになるまで茹でる

2 ニンジン、きゅうりを細いスティック状、アボカド1個はスライス、ネギは細かく切る

3 *1*を水切りし、リンゴ酢をソバ全体になじませる

4 焙煎玄米粉と岩塩を混ぜ、ソバにかけ全体をなじませる

5 寿司海苔の裏面に〈タレ〉を薄くのばし巻きすのこラップを敷いたところに置く

6 サニーレタス、サラダ菜、*2*の野菜、ソバの順に重ね、はじから巻いてゆく

7 巻いたら、一口サイズにカット

8 お皿に〈ワサビソース〉で思い思いにアートし、*7*を並べる

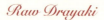

Raw Drayaki

ある日、日本から大きな1台の船が到着。その乗組員が来ていた袴の裾から取り出したひとつのスイーツ。王は大変お気に召され、王宮に持ち帰り、パティシエを招き厨房係と試行錯誤で再現しました。

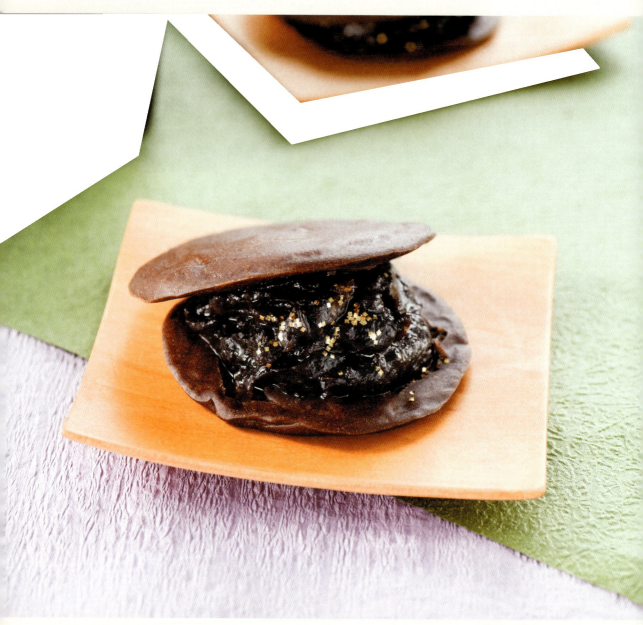

Cream Anmitsu

王様が日本へ遊びに出掛けたとき、大の甘党で有名だった王様へと捧げられた一品。見た目が愛らしく、お妃様に見せたいと思った一品だそうで、さっそくスケッチ。スケッチを元に帰国後シェフが再現しました。

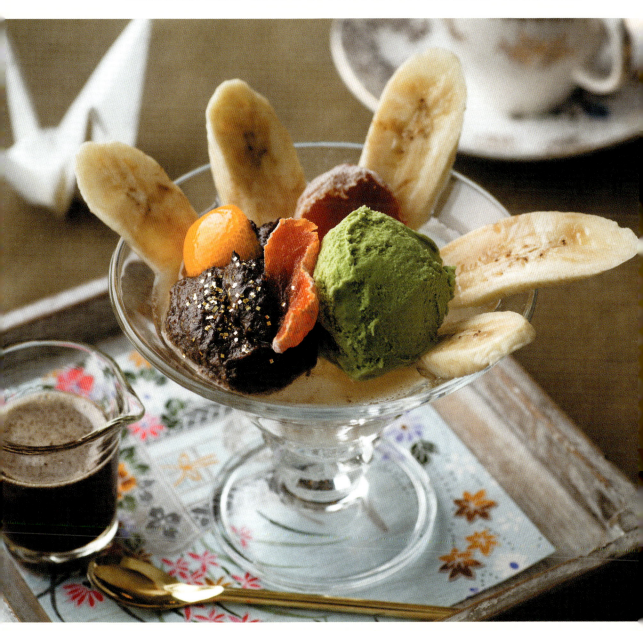

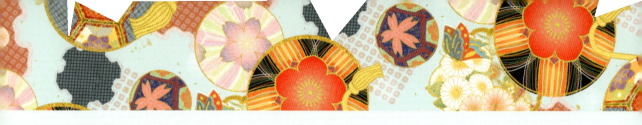

 ## RAW どら焼き

Ingredient

〈皮〉
米粉……100g
山芋（すりおろす）……50g
メープルシロップ……大さじ2
岩塩……ひとつまみ
焙煎玄米粉……大さじ1
フラックスシード（ミルで細かく挽く）
……大さじ1
タヒニ……大さじ1
基本のアーモンドミルク（P15参照）
またはソイミルク……250㎖

〈焙煎玄米あんこ〉
生クルミ……1カップ
デーツ（種を取り細かく切る）……100g
焙煎玄米粉……大さじ4
塩……小さじ1/2
メープルシロップ……大さじ1

〈飾り用〉
金粉……適量

1 〈皮〉を作る
　i　フラックスシードはミルで細かく挽く
　ii　*i* と残りの材料を加え、ブレンダーでなめらかになるまで混ぜる
　iii　ディハイドレーターに専用シートを敷き、*ii* の生地を4等分して薄く丸く伸ばし115°Fで1時間乾燥させ、正面が乾いたら裏返して105°Fまで下げ、裏面を乾燥させる

2 〈焙煎玄米あんこ〉を作る。全ての材料をフードプロセッサに入れてよく混ぜる

3 皮が出来たらあんこを挟み、お好みで金粉をまぶす

Arrange

P63のカシュークリームを挟むなど、アレンジもオススメ

92

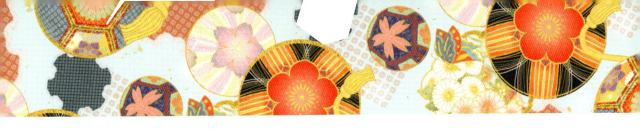

金粉くりーむあんみつ

Ingredient

〈RAW 抹茶アイスクリーム〉
生カシューナッツ……1 カップ
水……1 カップ
ブルーアガベシロップ……1/3 カップ
バニラエクストラクト……小さじ 1
ルクマパウダー ……大さじ 1（なくても OK）
抹茶パウダー ……大さじ 1

〈焙煎玄米あんこ〉（左ページ参照）……適量

〈黒ゴマ焙煎玄米ソース〉
すり黒ゴマ……大さじ 1
焙煎玄米粉……小さじ 1
メープルシロップ……小さじ
水……20㎖

〈飾り用〉
バナナ……1 本
金柑……2 個
干し柿……2 個
金粉……適量
❀飾りはお好みで

1　〈RAW 抹茶アイスクリーム〉を作る
　　i　生カシューナッツは水に浸し、よくすすいで水気を切る
　　ii　*i* に他の材料を全てブレンダーに入れ、なめらかになるまで混ぜる
　　iii　アイスクリーマーに入れて、冷凍室で冷やし固める

2　アイスクリーマーがない場合、保存容器に移し冷凍室に入れ 1〜2 時間おきにスプーンなどでかき混ぜる作業を 3 回ほど繰り返す

3　〈焙煎玄米あんこ〉を作る

4　〈黒ゴマ焙煎玄米ソース〉はペースト状になるまで混ぜ、小さな容器に移す

5　フルーツをカットする。バナナ、干し柿はスライス、金柑はそのままでも OK

6　〈RAW 抹茶アイスクリーム〉、〈焙煎玄米あんこ〉を盛り、フルーツを飾って最後に金粉を振る

グルテンフリーの寒天を入れるのもオススメです

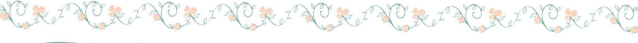

ちょっと一息
BreakTime

人物像 **3**

立石 里香とは？

様々なキャリアを持つ「宇宙人シェフ」!?

わらじを何足でも履ける器量と底抜けに明るい性格の持ち主

Coco「元々はエステティシャンで、名古屋にサロンを経営しています。美しくなってもらうための食事改善のひとつとして、ローフードを提案するようになりました。気付けばローフード界にどっぷり。」

加藤「その昔はサーファーで、その筋の有名雑誌の読者モデルをされていたのは本当？」

「本当です！ サーフィンも熱中しました。ガングロですよ（笑）も〜大昔の話で恥ずかしいッ！」

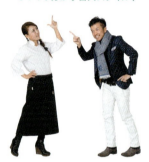

──レシピは瞑想で導くのが私の基本スタイル！
──普通じゃない！そのやり方が宇宙人スタイル！

人物像 **4**

立石 里香とは？

スーパー母ちゃんなんです！

様々な人生経験やキャリアを持ち、所有する資格は数知れず…！

Coco「ヨガは、いつの間にかインストラクターをお招きするのではなく自分で教えるようになりました。人生で一番大切な時間である妊娠期間により輝いて、元気な赤ちゃんを産んで頂くお手伝いをしたくてマタニティ・ヨガには力を入れました。」

加藤「エステティシャンであり、ヨガ・インストラクターであり、ローフードマイスターであり、パティシエであり、シェフであり、野菜ソムリエでもあり、書道の腕もあって、二人の娘さんの母親であり、経営者で…書ききれない！」

Coco「成人した娘たちは今でも『ママの料理は世界一！』と言ってくれています！」

人物像 **5**

立石 里香とは？

座右の銘は「損して徳を取れ」

経営者としての先輩である父から受けた言葉が励みに

加藤「P40で紹介したパーティー、実は毎回赤字なんですよね（笑）」

Coco「楽しんでもらうため、道具ひとつにも手を抜けなくて、朝から買い出しに走り回って、料理の仕込みをして、そのまま当日を迎えてしまう（笑）」

加藤「毎回完全燃焼していますね〜。」

Coco「会社だったら経営に関わるかもしれない……。毎度初めてお越しになる方もいて、その出会いが有難くって、大事にしています。」

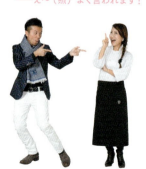

──エンターティナーなキミは、ローフード界の松田聖子だ（キリッ）
──え〜（照）よく言われます！

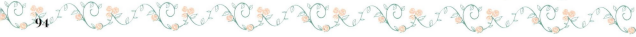

新店舗のご案内

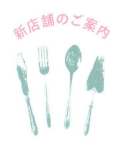

東京都渋谷区東 3-17-14
クリスティエビス 8F・9 F
TEL：03-6427-1984
営業時間
8F　月～土 11:30-23:00（L.O.22:00）
　　日曜休み
9F　月～土 18:00-24:00
　　（不定期営業・要確認）
http://rainbowrawfood.com

9F 発酵ラウンジ Cocoスタイル

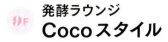
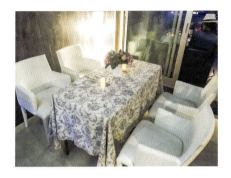
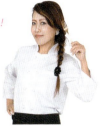

私のお店が OPEN！
体の中から
キレイになりましょ！

発酵×RAW×玄神を取り入れ体質を根本から蘇らせる！ Detox、Delux、Diet、Delicious でココロもカラダもハッピーに！ 食して健康と美を手に入れる、メディカルなお食事をご提供いたします。

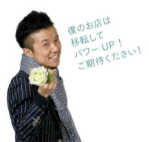

僕のお店は
移転して
パワー UP！
ご期待ください！

8F 酵素食道 レインボー・ローフード

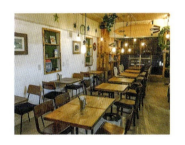

日本ではまだ珍しいといわれる、本格ローフードのお店。2016年春に移転・拡大。お肉好きの人も大満足のボリューム料理で「物足りない・味気ない」というヘルシー食のイメージを覆し、お忍びで有名人も数多く通うローフード界の老舗。

お料理教室とローフード講座

初心者さん大歓迎！ 講師と参加者の距離感が近く、気軽に質問や言葉を交わせる和やかな雰囲気が特徴です。調理から盛り付けまでのレッスンの後、お料理を実際に召し上がって頂きます。

講座は「Coco アート Rawfood」「28日で生まれ変わる Coco、innerbeauty レッスン」「真夜中でも太らないスイーツ創作講座」「Raw Food マイスター2級・準1級・1級」「Coco's medical パティシエアドバンス取得講座」など多彩。
気になる方は http://cocostyle.link をチェック！

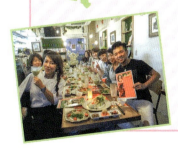
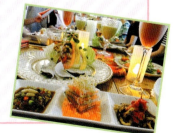

撮影	鈴木直子
ブックデザイン	久保洋子
編集	土屋志保
スタイリスト	伊澤祝子、末永いずみ
ヘアメイク	最上ヒロ子
ネイルアーティスト	大野江里子
ガラスアーティスト	植木寛子
撮影協力	MyHouse http://www.myhouse.co.jp/ Utuwa http://www.awabees.com/ ワールドクリエイト http://www.world-create.co.jp/
企画協力	加藤馨一 レインボー・ローフード http://rainbowrawfood.com
Special Thanks	犬飼香里、犬飼知抄香 ビオライズ株式会社 http://www.biorise.co.jp/

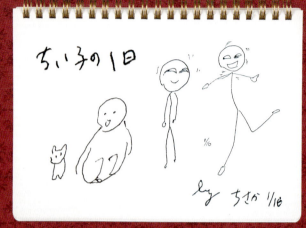

Kaori, Chisaka, you're precious and treasured.

私には姉と妹がいます。妹は医者になる夢を病で諦めることになり、手が不自由。上手くは描けませんが絵が好きで、私が初めて本を出すことを伝えたらこのイラストを描いてくれました。姉は、天国で見守ってくれています。私は昔からひらめくと深く考えずに行動を起こすのですが、上手く行くのは姉のおかげだと思っています。

食べて美しくなる
Royal Vegan Recipe

著者　立石里香

2016年7月8日　初版発行

発行人	吉良さおり
発行所	キラジェンヌ株式会社 〒151-0073 東京都渋谷区笹塚3-19-2 青田ビル2F TEL：03-5371-0041 http://www.kirasienne.com
印刷・製本	モリモト印刷株式会社

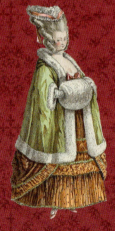

©2016 KIRASIENNE
Printed in Japan
ISBN 978-4-906913-54-1

定価はカバーに表示してあります。

落丁本・乱丁本は購入書店名を明記のうえ、小社あてにお送りください。送料小社負担にてお取り替えいたします。本書の無断複製（コピー、スキャン、デジタル化等）ならびに無断複製物の譲渡および配信は、著作権法上での例外を除き禁じられています。本書を代行業者の第三者に依頼して複製する行為は、たとえ個人や家庭内の利用であっても一切認められておりません。